中国医学临床百家

华 伟/著

心脏性猝死

华伟 2018 观点

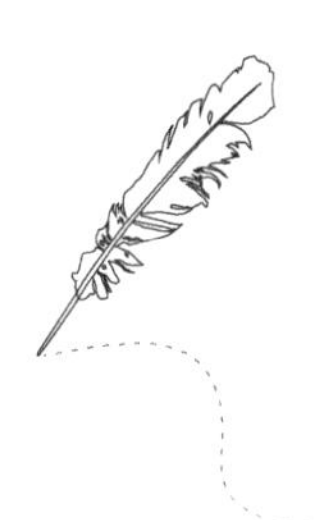

科学技术文献出版社
SCIENTIFIC AND TECHNICAL DOCUMENTATION PRESS
·北京·

图书在版编目（CIP）数据

心脏性猝死华伟2018观点 / 华伟著. —北京：科学技术文献出版社，2018. 9
ISBN 978-7-5189-1935-2

Ⅰ. ①心…　Ⅱ. ①华…　Ⅲ. ①心脏骤停—防治　Ⅳ. ① R541.7

中国版本图书馆 CIP 数据核字（2018）第 178382 号

心脏性猝死华伟2018观点

策划编辑：赵春月　胡　丹　责任编辑：巨娟梅　赵春月　责任校对：文　浩　责任出版：张志平

出 版 者　科学技术文献出版社
地　　址　北京市复兴路15号　　邮编　100038
编 务 部　（010）58882938，58882087（传真）
发 行 部　（010）58882868，58882870（传真）
邮 购 部　（010）58882873
官方网址　www.stdp.com.cn
发 行 者　科学技术文献出版社发行　全国各地新华书店经销
印 刷 者　北京虎彩文化传播有限公司
版　　次　2018 年 9 月第 1 版　2018 年 9 月第 1 次印刷
开　　本　710 × 1000　1/16
字　　数　123千
印　　张　13.5　彩插8面
书　　号　ISBN 978-7-5189-1935-2
定　　价　108.00元

序

Foreword

韩启德

欧洲文艺复兴后，以维萨利发表《人体构造》为标志，现代医学不断发展，特别是从19世纪末开始，随着科学技术成果大量应用于医学，现代医学发展日新月异，发生了根本性的变化。

在过去的一个世纪里，我国现代化进程加快，现代医学也急起直追。但由于启程晚，经济社会发展落后，在相当长的时期里，我国的现代医学远远落后于发达国家。记得20世纪50年代，我虽然生活在上海这个最发达的城市里，但是母亲做子宫切除术还要到全市最高级的医院才能完成；我患猩红热继发严重风湿性心包炎，只在最严重昏迷时用过一点青霉素。20 世纪 60—70 年代，我从上海第一医学院毕业后到陕西农村基层工作，在很多时候还只能靠“一根针，一把草”治病。但是改革开放仅仅 30 多年，我国现代医学的发展水平已经接近发达国家。可以说，世界上所有先进的诊疗方法，中国的医生都能做，有的还做得更好。更为可喜的是，近年来我国医学界开始取得越来越多的原创性成果，在某些点上已经处于世界领先地位。中国医生已经不再盲从发达国家的疾病诊疗指南，而能根据我们自己的经验和发现，根据我国自己的实际情况制定临床标准和规范。我们越来越有自己的东西了。

要把我们“自己的东西”扩展开来，要获得越来越多“自己的东西”，就必须加强学术交流。我们一直非常重视与国外的学术交流，第一时间掌握国外学术动向，越来越多地参与国际学术会议，有了“自己的东西”也总是要在国外著名刊物去发表。但与此同时，我们更需要重视国内的学术交流，第一时间把自己的创新成果和可贵的经验传播给国内同行，不仅为加强学术互动，促进学术发展，更为学术成果的推广和应用，推动我国医学事业发展。

我国医学发展很不平衡，经济发达地区与落后地区之间差别巨大，先进医疗技术往往只有在大城市、大医院才能开展。在这种情况下，更需要采取有效方式，把现代医学的最新进展以及我国自己的研究成果和先进经验广泛传播开去。

基于以上考虑，科学技术文献出版社精心策划出版《中国医学临床百家》丛书。每本书涵盖一种或一类疾病，由该疾病领域领军专家撰写，重点介绍学术发展历史和最新研究进展，并提供具体临床实践指导。临床疾病上千种，丛书拟以每年百种以上规模持续出版，高时效性地整体展示我国临床研究和实践的最高水平，不能不说是一个重大和艰难的任务。

我浏览了丛书中已经完稿的几本书，感觉都写得很好，既全面阐述有关疾病的基本知识及其来龙去脉，又介绍疾病的最新进展，包括笔者本人及其团队的创新性观点和临床经验，学风严谨，内容深入浅出。相信每一本都保持这样质量的书定会受到医学界的欢迎，成为我国又一项成功的优秀出版工程。

《中国医学临床百家》丛书出版工程的启动，是我国现代医学百年进步的标志，也必将对我国临床医学发展起到积极的推动作用。衷心希望《中国医学临床百家》丛书的出版取得圆满成功！

是为序。

作者简介

Author introduction

华伟，主任医师，博士研究生导师。中国医学科学院阜外医院心律失常中心副主任。现任中华医学会心电生理与起搏分会候任主任委员，国家卫生健康委员会心血管介入技术管理专家组成员，国家卫生健康委员会高级职称评审委员会委员，中国医疗装备协会评审专家组成员，北京市医疗器械评审专家组成员，中华医学会医疗事故鉴定专家委员会委员。美国心律学会资深会员（FHRS），欧洲心律学会（EHRS）及亚太心律学会（APHRS）会员等。作为课题负责人，承担国家十五攻关课题（植入式心律转复除颤器的应用和心脏性猝死预防研究）、首都科技发展基金重点项目各1项，国家973课题子课题1项，国家自然科学基金2项、并承担国际合作研究项目多项。担任《中华心律失常杂志》《中国介入心脏病学杂志》《中国心脏起搏与电生理杂志》《老年心脏病学杂志（英文）》《美国介入电生理杂志（英文）》等8个杂志编委。以第一作者发表论文100余篇，包括美国*JACC*、*PACE*等杂志，主编或参编专著10余部。获国家科技进步二等奖1项，中华医学科技进步二等奖 3 项，卫生部科技进步三等奖 1 项，北京市科技进步二等奖 1 项、三等奖 1 项。以心律失常诊断和治疗为专业特长，在心脏起搏器、植入式心律转复除颤器（ICD）和三腔双心室起搏器（CRT）领域积累了丰富的经验。已为 4000 余例患者植入心脏起搏器，为近千例患者植入 ICD 及 CRT，成为目前国内植入起搏器、ICD 和 CRT 最多的专家，并协助全国多家大型医院开展 ICD 和 CRT 技术。

前言

Preface

飞速发展的现代医学使得公共卫生事业蓬勃发展，人们能够从容应对心血管疾病带来的挑战。然而，心脏性猝死却一直蛰伏在我们周边，伺机而动，即便是经验丰富的临床医师都畏惧这一大难题。心脏性猝死发病突然，病情极其凶险，而且大多发生在院外，患者常常因为得不到快速、有效的心肺复苏而失去生命。更令人扼腕叹息的是，即便在当今信息化高度发达的时代，公众对于心肺复苏也是知之甚少，更别提心脏性猝死的预防概念。因此，唤醒公众对心脏性猝死这一疾病的重视，普及心脏性猝死的预防和急救措施是我们撰写本书的初衷。

自 1987 年进入心律失常专业领域以来，我对于心脏性猝死的科研和临床工作投入了大量的心血。在心脏性猝死的流行病学、预防和治疗方面，我和我的团队经过不懈探索也取得了一定成果。2009 年由我们牵头开展的我国“十五”攻关项目首次调查了国内心脏性猝死的流行病学情况，结果显示，我国心脏性猝死的发生率为 41.8/10 万人，每年死于心脏性猝死的人数高达 54.4 万。这为指导中国心脏性猝死的临床防治提供了重要的参考依据。另外在相应课题上，我们调查了全国多家医院植入式心律转复除颤器（ICD）的应用情况，一面感叹我国心脏性猝死在器械预防上与发达国家显著差距，一面也在努力开展国内 ICD 的临床注册登记研究，以推动其在心脏性猝死预防中的临床应用。我们针对发病率居高不下的冠心病，尽管接受了血运重建治疗，也提倡应高度重视此类患者心脏性猝死的预防，并与相关学会积极发起 EPCI 项目以规范治疗策略。此外，在不同病因的心脏性猝死预防和 ICD 治疗效果方面，我们积累了一定的临床证据。为了推广 ICD 技术在我国的应用，近 20 年来，我奔赴国内上百家医院协助其开展此项技术。但是，个人力量毕竟有限，我期望有更多人，特别是对此有浓厚兴趣的青年医师投入到这项事业中来。因此萌生了撰写本书的想法。

本书较为全面地介绍了心脏性猝死在临床和基础研究领域的国内外最新进展，重点放在 ICD 预防心脏性猝死技术、指南推荐及相关应用进展，尤其是我和我的团队在这方面所做的临床研究。本书始终贯彻科学性与临床实用性原则，根据多年工作经验，将心脏性猝死这一熟悉却又陌生的疾病从临床特点到防治方法逐层剖析，附上最新相关研究进展，并毫无保留地呈现给读者。本书既可作为公众科普相关书籍，也可供有兴趣的医务工作者或有一定经验的心律失常专科医师随手备查。本书是由我和我的团队成员及工作在临床、科研第一线的博士生共同完成。虽竭尽全力，但限于能力和经验水平，也由于时间紧迫，错误之处在所难免，期望广大读者和同道们批评指正。

在本书即将出版之际，深深感谢我的导师——陈新教授，是他引领我进入心律失常领域，从此我与心脏起搏领域结缘，相伴至今。由衷感谢阜外医院心律失常中心及我们团队中每一个人在科研和临床工作中的辛勤付出，才能取得这一系列研究成果。特别感谢科学技术文献出版社在本书出版过程中的大力帮助与支持，让我得以将过去在心脏性猝死领域三十余载的科研工作经验做一梳理总结。我和我的团队还会继续努力，为我热爱的心脏起搏事业作出新的贡献。

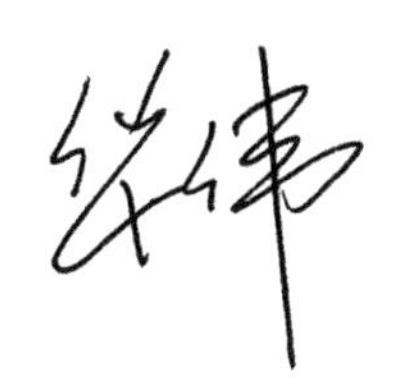

目录

Contents

心脏性猝死的流行病学资料

心脏性猝死（sudden cardiac death，SCD）是目前主要的公共卫生问题之一。大部分患者先出现室性心动过速，持续恶化发生心室颤动，由于不能得到及时有效的除颤治疗而发生心搏骤停（sudden cardiac arrest，SCA）。心血管疾病（cardiovascular disease，CVD）死亡中约有 50% 为 SCA 及其所致的 SCD，且其中至少 25% 的患者 SCD 为首次症状性心血管事件。在院外 SCA 患者中 1/3 为室速或室颤所致。由于不同地区、不同研究应用的流行病学统计方法不同，数据来源不同及纳入标准不同，SCD 的发生率结果存在差异。由局部地区统计数据使用数据模型推算得出整体结果会导致发生率偏低，而如果增加了 SCD 范围则会使发生率偏高。

1. 欧美发达国家 SCD 发生率

在过去 20 ～ 30 年里，美国 SCD 为 23 ～ 35 万人 / 年。美

国心脏协会（AHA）2017 年发布的 CVD 统计数据表明，美国院外 SCA 患者约 36 万人次 / 年，住院期间 SCA 患者约 20 万人次 / 年。院外 SCA 生存率不容乐观，仅有 10% 的患者可在事件发生后幸存。院外 SCA 中 70% 发生于家中，其中生存率仅有 6%。应急救援响应系统先进，标志清晰，事件现场围观者给予心肺复苏术（CPR）施救，救援人员迅速到达现场并及时给予体外除颤可有效改善生存率。

AHA 发布的《心脏病与卒中数据统计（2017 版）》报告称：院外 SCA 患者约 110.8/10 万人年，约 35 万人 / 年，校正危险因素后约 76/10 万人年；校正危险因素后 SCD 患者约 69/10 万人年。约 60% 患者接受了紧急医疗系统救治，其中 1/4 的 SCA 发生前无任何临床表现。2015 年统计，经紧急医疗系统救治者，出院存活率仅为 11.4%，尽管这一数值偏低，但较 2006 年（8.2%）及 2010 年（10.4%）相比已得到改善。有旁观者的室颤生存率可增加为 37.4%。美国 GWTG（Get With the Guidelines）项目数据统计显示，2015 年院内 SCA 患者约为 20 万人 / 年，出院存活率为 23.8%，其中 86.5% 神经系统功能良好。

Martens 等根据统计德国下萨克森州奥里希市 2002—2009 年间 SCD 发生情况，首次系统性的保守估计了德国的 SCD 发病率约为 81/10 万人年，其中 34% 患者发生在 65 岁前，8 年时间 SCD 发生率基本持平。SCD 患者平均年龄为 69.5 岁，SCA 的发生率随年龄增加逐渐增高，在 40 岁后增幅显著，并在 70 ～ 80

岁年龄组达到高峰。近 40% 的 SCD 发生于就业年龄（15 ～ 65 岁）（图 1）。SCD 存在性别差异，除 0 ～ 18 岁组和＞ 80 岁组外，其余所有年龄组别中，男性 SCD 均约为女性的 2 倍（图 2）。SCD 事件发生存在昼夜节律分布，在上午 8 点至中午 12 点时最高，随后逐渐下降，至凌晨 4 点时达到最低点（图 3）。法国一项注册研究自 2011 年起统计巴黎及周郊地区猝死情况，统计 3 年时，估计 SCD 发生率为（50 ～ 70）/10 万人年，事件发生的平均年龄为 65 岁，男性居多（69%），多发生于家中（75%）。其中 80% 的事件发生时有旁观者，但实施心肺复苏者仅半数。

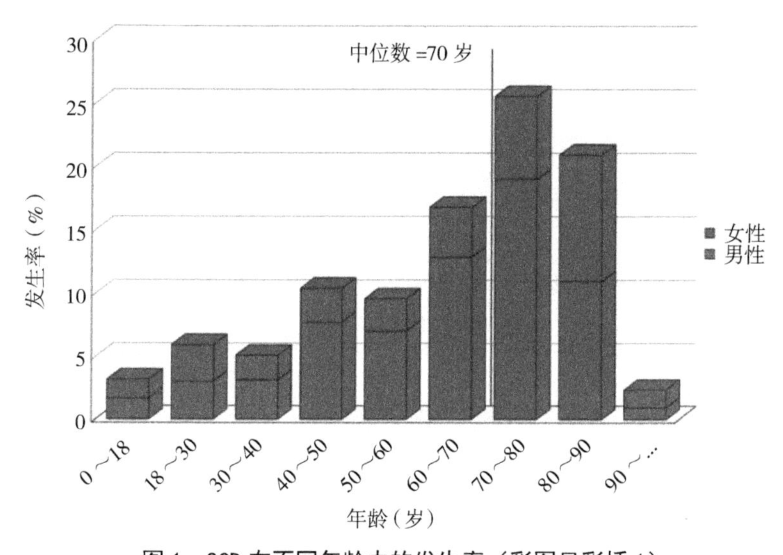

图 1　SCD 在不同年龄中的发生率（彩图见彩插 1）

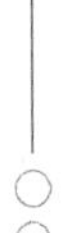

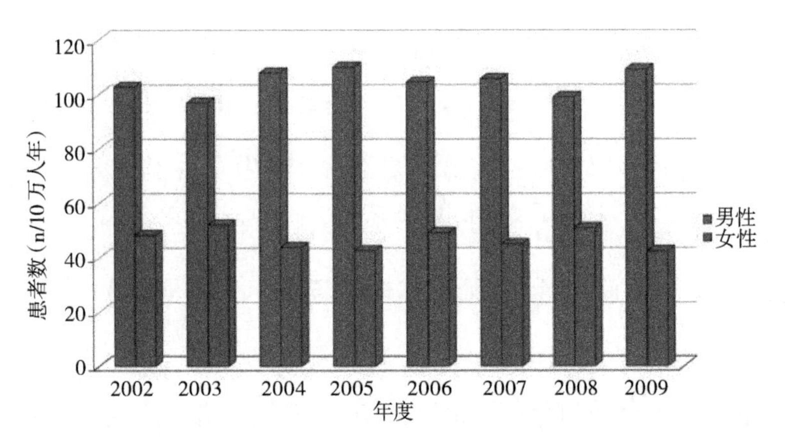

图 2　SCD 在不同性别中的发生状况（彩图见彩插 2）

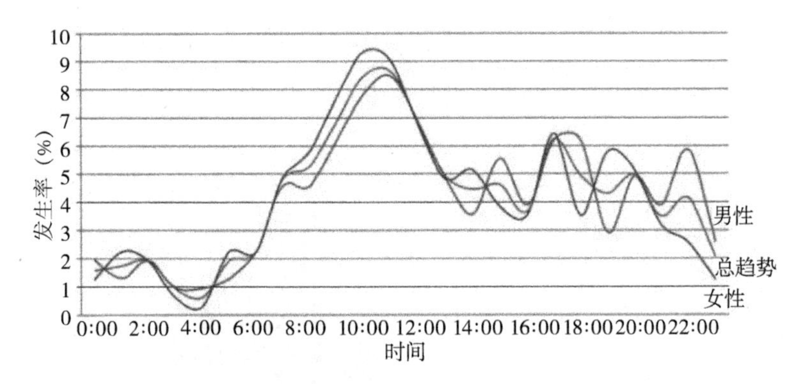

图 3　SCD 发生的昼夜节律（彩图见彩插 3）

2. 欠发达国家 SCD 发生率

Bonny 等通过统计喀麦隆杜阿拉市大于 18 岁人群 SCD 发生率以估测撒哈拉沙漠以南非洲 SCD 发生率。杜阿拉市 SCD 的发生率约为 31.3/10 万人年，根据非洲标准人群计算的年龄标准化发生率为 33.6/10 万人年。其中夜间死亡占 37%，包括 11% 死者事件发生于睡梦中。63% 的事件为院外 SCD，其中超过半数发生于家中。在 88.9% 的有旁观者的 SCA 事件中，63% 的旁观者为家庭成员，随后给予心肺复苏治疗的仅有 3.7%。

该结果提示欠发达国家 SCD 负担同样沉重，心肺复苏率偏低反映了人们对 SCD 认知较低及对其急救管理普及度亟待加强。此外，该类国家人均年龄较低是其人口特征之一，该研究中 SCD 的平均年龄为 46 岁，低于欧美国家。尽管该研究也体现了 SCD 发生率随年龄增长而增加，但年龄＞ 40 岁发生的总数量并不比年龄＜ 40 岁者多。由此可推测，不同于发达国家 SCD 患者中 80% 存在冠状动脉疾病（coronary artery disease，CAD）病史，非洲等欠发达国家发生 SCD 患者中遗传性致心律失常性疾病比例更高。Reinier 等研究证实黑人较白人相比，SCA 非冠状动脉疾病危险因素更多，如先天性心脏病、风湿性心脏病、高血压、糖尿病及肾功能不全。另一个值得注意的问题是，在多个流行病学统计调查中提示男性 SCA 发生率可达女性发生率的 2 倍之多。但撒哈拉沙漠以南非洲的 SCD 发生率并未发现明显的性别差异。当地女性文化水平普遍较低，对于 CVD 预防意识差及女性社会经济来源多依靠家庭成员，受经济约束，对于疾病的一级或二级预防获益较小。该地区女性发生率高或许与上述因素相关。因此，非洲黑人从社会经济角度及种族差异性角度来看，其 SCD 发生率存在一定的特征性，应有特定的预防策略。

3. 我国 SCD 的发生率

中国是最大的发展中国家，也是全球人口最多的国家。我国 CVD 流行病学特点与西方国家有显著不同，如我国冠心病（coronary heart disease，CHD）发病率低但卒中发病率高。我国不同地区地理、经济及文化等多方面均存在差异，CHD 在我国不同区域的发病率也存在显著差异。因此应评估我国不同地区 SCD 发病率以提高评估我国整体 SCD 发病率的准确性。2009 年由中国医学科学院阜外医院华伟教授、张澍教授等开展多中心前瞻性系列研究，首次对我国 SCD 进行流行病学调查。该研究分别统计我国较发达的北部大型城市北京市（选取西城区居民）、南部大型城市广州市（选取越秀区居民）、西北部新疆维吾尔自治区小型城市克勒玛依市及内陆地区山西省盂县 4 个地区的 SCD 发病率。其中，北京市及广州市作为我国发达地区代表，盂县为农村欠发达地区代表，而克勒玛依市介于两者之间。研究通过三级回报确认体系监测 SCD 发生，保证结果的准确性。传统 SCD 定义为此前无其他致命性病因的患者在症状发生后 1 小时内出现心脏性死亡。由于除外其他原因导致的死亡及症状发生至意识丧失的精确时间为统计 SCD 的重点及难点，该研究将 SCD 的定义分为 4 类：①无明确非心脏原因导致的症状发生 1 小时后意外性死亡（即传统 SCD 定义）；②无明确非心脏原因导致的症状发生 1 ～ 2 小时后意外性死亡，为对于症状至意识丧失确切时间无法明确的病例的补充定义；③死亡发生在睡眠中，睡前无症状且无其他非心脏性病因；④死亡发生时间满足前述3条，但其余数据不完整。经统计后，4个区域发生SCD的平均年龄为男性（66.7±16.9）岁（17.0～95.5岁），女性（73.8±13.5）岁（25.4～101.8岁）（$P<0.001$）。61.3%的SCD发生在症状出现后1小时内，10.9%发生在证状出现后1～2小时，20.4%发生在睡梦中，其余7.4%为时间及死亡原因不明确。北京、广州、盂县及克拉玛依的SCD占全因死亡率分别为13.4%、8.5%、7.7%及8.3%（表1），4个地区的整体SCD发生率为41.8/10万人年（男性44.6/10万人年，女性39/10万人年，P=0.26）。

表1　SCD病例特征及相关发生率

	北京	广州	克拉玛依	盂县	P值
研究人数（例）	206 046	149 222	160 460	162 990	
全因死亡数（例）	769	821	566	827	
SCD死亡数（例）					
男性（例）	54	35	29	36	
女性（例）	49	35	18	28	
SCD分类*[例（%）]					
1	63 (61.2)	44 (62.9)	29 (61.7)	38 (59.4)	
2	12 (11.7)	12 (17.1)	5 (10.6)	2 (3.1)	＜0.001
4	19 (18.4)	11 (15.7)	4 (8.5)	24 (37.5)	
9	9 (8.7)	3 (4.3)	9 (19.1)	0 (0)	
SCD占全因死亡率（%）	13.4	8.5	8.3	7.7	＜0.001
SCD发生年龄（岁）	75.4±14.4	73.1±14.0	60.6±16.2	64.7±15.0	＜0.001

注：*发作时间：1=1小时内，2=1～2小时，4=睡眠中，9=数据不充分。

SCD 发生率随年龄增长显著增加（图 4）。男性较女性高。孟县作为农村欠发达地区，其 SCD 发生率明显高于其他地区，且其男性发生率近乎为广州男性的 2 倍，女性发生率更是接近北京女性的 3 倍。回顾性调查死者病史发现，超过 50% 的死者有 CHD、CVD 病史（男性 56.5%，女性 57.7%）。

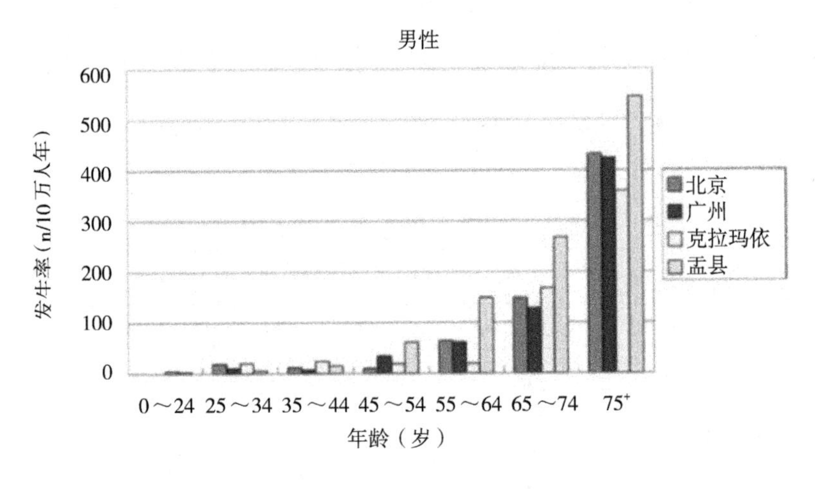

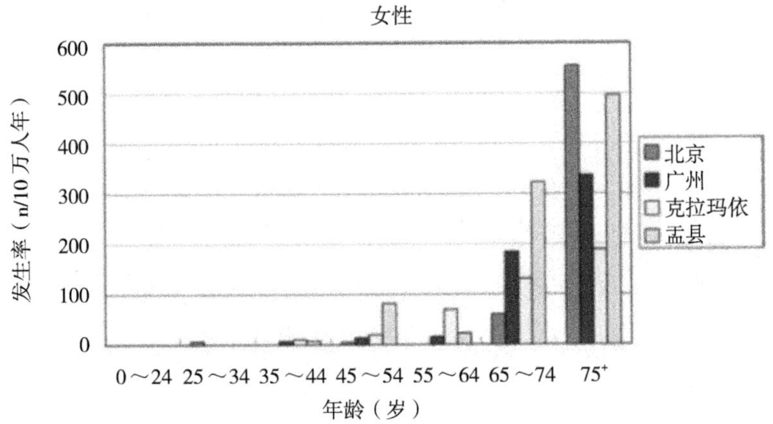

图 4　4 个地区不同年龄心脏性猝死年发生率（彩图见彩插 4）

既往研究表明我国北部 CVD 及 CHD 发病率较南部高，考虑与北方患者危险因素更多有关。然而近 20 年来，广州成为我国经济发展最快的城市之一，随之带来的 CVD 危险因素也随之显著增加。因此，此次结果中北京与广州作为社会经济发达城市代表并未出现显著差异。

该研究提示盂县 SCD 发生率高，CVD 负担日益增加，尽管以往研究显示该地区 CHD 发病率较低，但较新的研究显示我国欠发达地区 CVD 危险因素增长迅速。然而，诸如盂县等偏远农村地区 CVD 管理并没有明显改善，居民对于其认知及诊疗意识较城镇居民薄弱。因此在危险因素日益增多的农村地区积极改善 CVD 管理以降低 SCD 的发病率已是当务之急。

尽管该研究仅统计了 4 个地区的 SCD 发病率，但该研究对研究地区及研究对象的选择经过社会经济学状况、地理位置及农村对比城镇环境等多因素综合考量，对于特定人群数据收集的完整性及准确性能力较强，可以对我国整体的 SCD 进行预估。若以 13 亿人口推算，我国 SCD 发生率约为 50 万人 / 年。根据目前现有的流行病学资料，现阶段我国 CHD 发病率明显高于其他国家，SCD 防治任务严峻。

综上，不同地区及国家因其人口特征、地理位置、社会经济等因素 SCD 发生率不同，且在年龄、性别分布上存在一定差异性。因此，在制定 SCD 预防及诊疗策略时对于不同特征应有一定针对性。所有研究均表明 SCD 存活率低，有旁观者的 SCD

患者尽管存活率虽然较前者提高，但仍不理想，提示应增强居民CVD及SCD预防意识，普及心肺复苏等抢救知识，特别是在发展中国家及欠发达地区。

参考文献

1. Nabel EG，Stevens S，Smith R.Combating chronic disease in developing countries.Lancet，2009，373（9680）：2004-2006.

2. Tikkanen JT，Anttonen O，Junttila MJ，et al.Long-term outcome associated with early repolarization on electrocardiography.N Engl J Med，2009，361（26）：2529-2537.

3. Lieve KV，van der Werf C，Wilde AA.Catecholaminergic polymorphic ventricular tachycardia.Arrhythmia & Electrophysiology Review，2016，5（1）：45 .

4. Tester DJ，Medeiros-Domingo A，Will ML，et al.Cardiac channel molecular autopsy：insights from 173 consecutive cases of autopsy-negative sudden unexplained death referred for postmortem genetic testing.Mayo Clin Proc，2012，87（6）：524-539.

5. Jiménez-Jáimez J，Peinado R，Grima EZ，et al.Diagnostic approach to unexplained cardiac Arrest（from the FIVI-Gen Study）.Am J Cardiol，2015，116（6）：894-899.

6. Al-Khatib SM，Stevenson WG，Ackerman MJ，et al.2017 AHA/ACC/HRS guideline for management of patients with ventricular arrhythmias and the prevention of sudden cardiac death：executive summary：a report of the American College of

Cardiology/American Heart Association Task Force on Clinical Practice Guidelines and the Heart Rhythm Society.Heart Rhythm，2017.

7. Fishman GI，Chugh SS，Dimarco JP，et al.Sudden cardiac death prediction and prevention：report from a National Heart，Lung，and Blood Institute and Heart Rhythm Society Workshop.Circulation，2010，122（22）：2335-2348.

8. Myerburg RJ.Sudden cardiac death：exploring the limits of our knowledge.J Cardiovasc Electrophysiol，2001，12（3）：369-381.

9. Writing Group Members，Mozaffarian D，Benjamin EJ，et al.Heart disease and stroke statistics-2016 update：a report from the American Heart Association. Circulation，2016，133（4）：38-360.

10. Benjamin EJ，Blaha MJ，Chiuve SE，et al.Heart disease and stroke statistics-2017 update：a report from the American Heart Association.Circulation，2017，135（10）：e146-e603.

11. Martens E，Sinner MF，Siebermair J，et al.Incidence of sudden cardiac death in Germany：results from an emergency medical service registry in Lower Saxony. Europace，2014，16（12）：1752-1758.

12. Bonny A，Tibazarwa K，Mbouh S，et al.Epidemiology of sudden cardiac death in Cameroon：the first population-based cohort survey in sub-Saharan Africa.Int J Epidemiol，2017，46（4）：1230-1238.

13. Reinier K，Nichols GA，Huertas-Vazquez A，et al.Distinctive clinical profile of blacks versus whites presenting with sudden cardiac arrest.Circulation，2015，132（5）：380-387.

14. Hua W，Zhang LF，Wu YF，et al.Incidence of sudden cardiac death in China：analysis of 4 regional populations.J Am Coll Cardiol，2009，54（12）：1110-1118.

（井然　金汉　华伟　整理）

心脏性猝死的病因

除溺水、电击、药物中毒、手术和麻醉意外等非心脏原因之外，任何心脏疾病均可导致SCD。SCD在全部死因中的比例有增加的趋势。目前根据流行病学调查显示SCD最常见的病因是CHD，在西方国家可能占猝死原因的80%。20%～25%的CHD患者以猝死为首发表现，75%心肌梗死患者可发生SCD。SCD的第二大病因是心肌病。此外，一些先天性或遗传性疾病，如长QT综合征（long Q-T syndrome，LQTS）、Brugada综合征（Brugada syndrome，BrS）、马凡综合征等也是猝死的原因，青少年及欠发达国家CHD发病率相对较低的人群需考虑上述病因。现将可引起SCD的相关心脏病病因总结如下。

4. 冠状动脉异常

在欧美等国家80%的SCD因冠状动脉疾病引起，10%～15%归因于非缺血性心肌病。在某些动脉粥样硬化发生率相对较低的地区，冠状动脉疾病同样是最常见的病因。因此在非洲等欠发达国家，当传染性疾病的控制逐渐改善后，冠状动脉疾病及其相关疾病将会成为新的挑战。

冠状动脉异常中，以冠状动脉粥样硬化与SCD关系最为密切，但仍不能忽视其他少见甚至罕见的冠状动脉异常疾病，因为在冠状动脉粥样硬化发生率低的青少年中，这些少见病往往是病因所在。

（1）冠状动脉粥样硬化

冠状动脉粥样硬化导致冠状动脉血管结构及功能异常与心肌缺血导致的电生理改变相互作用。血管与心肌间的关系构成了病理生理机制，并同时受到血流动力学、自主神经、基因及其他基础病伴随的多种危险因素调控。危险因素既可以是可逆性的，也可以是持续性的，持续性的危险因素可在缺血事件或再次发生缺血事件后对于心肌重塑过程产生持续性的累积影响作用。一过性缺血或急性心肌梗死所致的SCA及SCD，其生理及预后与既往存在心肌梗死伴或不伴心肌缺血导致的SCA不同。短期致命性危险因素主要与缺血的急性期相关，而长期危险因素则多与一过性缺血、心脏瘢痕、心脏重塑、缺血性心肌病及心力衰竭有关。

（2）非冠状动脉粥样硬化异常

非冠状动脉粥样硬化包括先天性病变、冠状动脉栓塞、冠状动脉炎及冠状动脉的机械异常。冠状动脉先天性病变以左冠状动脉异常起源于肺动脉较常见，若未经手术治疗，婴幼儿时期死亡率高，若存活至成年则存在 SCD 风险。冠状动脉栓塞多见于主动脉瓣心内膜炎、人工瓣膜来源的血栓、左室附壁血栓或手术等其他来源的血栓。血栓脱落堵塞冠状动脉血管引起相应心肌缺血，多表现为心肌缺血或心肌梗死的症状及体征，其缺血产生电生理机制变化从而带来 SCD 风险。冠状动脉机械性病变包括冠状动脉夹层、黏液性变息肉脱垂至冠状动脉口等，心肌桥也属于机械性异常范畴，深的心肌桥常见于肥厚性心肌病，而表浅的心肌桥不伴有其他疾病时通常不会导致 SCD。

此外，冠状动脉痉挛也可以导致严重的心律失常甚至 SCD，通常多伴有不同程度的冠状动脉粥样硬化。目前认为，痉挛或固定狭窄的无痛性心肌缺血可能为不明原因 SCD 的原因。当前尚无预测复发的明确标志物，因此若患者既往存在血管痉挛相关的恶性心律失常事件，应给予药物治疗及植入式心律转复除颤器（ICD）植入治疗。不同症状的无痛性心肌缺血预后不同。心肌梗死后的患者，无痛性心肌缺血 SCD 风险增加。

5. 心肌病

（1）肥厚型心肌病与心室肥厚

梗阻性或非梗阻性肥厚型心肌病均为 SCD 危险因素，其中梗阻性肥厚型心肌病患者中 70% 的死亡为猝死。但该类患者发生 SCA 后幸存者远期预后优于其他原因导致的 SCA 及 SCD。左室肥厚是 SCD 的独立危险因素，与其他众多 SCD 病因相关，是致命性心律失常的潜在病理生理机制。伴或不伴动脉粥样硬化的高血压性心脏病、梗阻性或非梗阻性肥厚型心肌病、心脏瓣膜病、特发性肺动脉高压伴右室肥厚、继发于先天性心脏病的进行性右室超负荷都是导致左室肥厚的潜在机制，也同样是 SCD 的危险因素。现已证实心室重度肥厚的患者极易发生心律失常性猝死。

(2) 致心律失常性右室发育不良或右心室心肌病

致心律失常性右室发育不良或右心室心肌病（arrhythmogenic right ventricular cardiomyopathy，ARVC）是一种遗传性心肌病，病理特征为正常的右室心肌被纤维脂肪组织浸润，有的患者可表现为单纯左室受累或双心室受累（图 5）。ARVC 患者临床表现多种多样，可无任何症状，也可发生各种类型室速，包括多形性非持续性室速 / 室颤、折返性单形性室速，ARVC 死亡患者中约有 80% 以猝死或晕厥为首发症状。近几年临床研究逐渐认识到 ARVC 与 SCD 的关系，该病是导致年轻人猝死的主要原因之一。ARVC 患者 SCD 发生通常与运动相关，目前一些国家已禁止患有肥厚型心肌病的运动员参赛，因此 ARVC 成为运动员猝死的常见病因。ARVC 具有家族聚集性，除一种地域分布类型外，其余均为常染色体显性遗传。

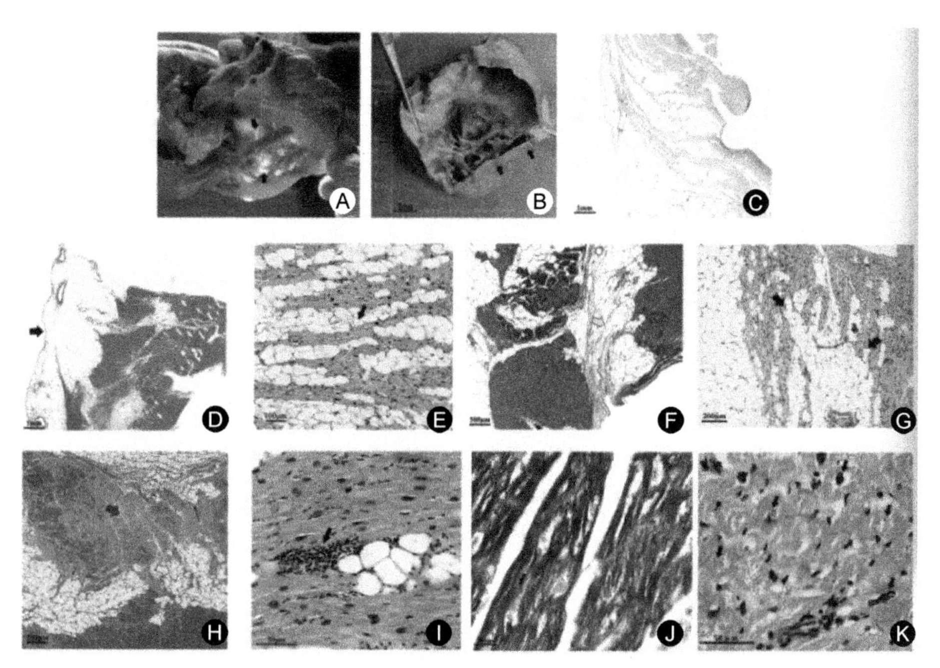

注：大体标本可见右心室扩张明显，心室壁透光试验阳性，室壁灰白色，脂肪间看见少许残余心肌组织；显微镜下可见心肌组织被纤维脂肪组织代替，分割包绕呈现出不同形态。

图 5　ARVC 病理学检查（彩图见彩插 5）

（3）其他

其他病因还包括原发性扩张型心肌病、家族性扩张型心肌病、酒精性心肌病、心肌炎后充血性心肌病、代谢型心肌病等。

6. 心功能不全

（1）慢性心功能不全

心功能不全是各种器质性心脏病发展至晚期的一个综合征。伴有不同基础疾病时发病机制及发生率不同。因心肌梗死后存活率增加及晚期心脏重构，缺血性心肌病患病率日益增加。慢性心力衰竭发生 SCD 最常见的病理生理基础是缺血性心肌病。心肌梗死后室性心律失常的发生及射血分数减少是SCD的危险因素。

随着诊疗水平的不断改善，充血性心功能不全患者长期生存率逐渐增加。但心力衰竭患者特别是临床症状稳定 [纽约心功能分级（NYHA）分级 I 级或 II 级] 的患者猝死率仍居高不下。SCD 的绝对风险随左室功能下降而增加，但猝死与非猝死比值与心功能下降程度呈反比。目前认为射血分数保留的舒张性心功能不全的全因死亡风险及 SCD 与射血分数减少的心功能不全大致相当。或许是因为还受到其他因素调控影响，但此结论仍需要进一步研究证实。

心肌病患者心功能较好者（NYHA 分级 I 级或 II 级）总体死亡率明显低于心功能差者（NYHA 分级为 III 级或 IV 级），然而前者的猝死发生率明显较高。无论何种心肌病，不明原因晕厥是心功能 III 级或 IV 级患者猝死的高危因素。目前尚无有力证据表明动态监测室性心律失常对 SCD 有明确的预测价值。

（2）急性心功能不全

任何原因引起的急性心功能不全，若未给予积极治疗及处理均有可能引起 SCD。常见的原因包括大面积急性心肌梗死、急性酒精性心功能不全、急性心肌炎、心脏疾病引起的任何形式及程度的肺水肿、大面积急性肺栓塞、主动脉瓣或二尖瓣狭窄球瓣栓塞等。急性心功能不全可引起心室心肌纤维及浦肯野纤维急性牵拉，有实验证实这种急性变化是产生心律失常的电生理机制。因此急性心功能不全引起的猝死可直接因循环衰竭引起，也可继发于心律失常。

7. 电生理异常

（1）长 QT 综合征（LQTS）

分为先天性 LQTS 及获得性 QT 延长综合征。前者常存在引起离子通道蛋白的遗传突变，多由环境或神经源性因素触发症状及恶性心律失常事件发生；后者为药物、中毒、电解质紊乱、中枢神经系统受损等因素引起的获得性 QT 间期延长。该病多发于女性，但并非所有 QT 间期延长患者均会发病，部分患者易发生心律失常，致命性心律失常特别是尖端扭转室速风险，可触发室颤，而部分患者可终身不发生心律失常事件。先天性 LQTS 外显率较低，部分患者可无明显心电图表现，而在受到药物影响或电解质改变时出现QT间期延长，被认为是获得性QT延长综合征。因此，对于先天性 LQTS 患者应避免应用延长 QT 间期的药物，存在既往证实的室速 / 室颤、晕厥史、早发 SCD 家族史等危险因素的患者可考虑植入除颤器治疗。而在临床过程中应用可延长 QT 间期的药物及电解质紊乱时，应注意患者的心电图变化及临床表现。

（2）短 QT 综合征（SQTS）

为一种与心电图表现为 QT 间期异常缩短相关的具有家族性 SCD 高风险的综合征，其发病率较 LQTS 低。目前认为与某些离子通道基因突变有关。

（3）Brugada 综合征（BrS）

BrS 为一种遗传性离子通道疾病，为常染色体显性遗传，多见于青中年男性。心电图特征性的表现为右束支传导阻滞和前壁导联 ST 段抬高、多变。根据 $V_1 \sim V_3$ 导联 ST 段形态，将 BrS 分为三型：Ⅰ型穹隆型（Coved-type），表现为 ST 段呈“穹隆样”抬高，J 点和 ST 段顶点抬高≥ 2mm，伴有 T 波倒置；Ⅱ型马鞍型（Saddle-type），表现为 ST 段呈“马鞍形”抬高≥ 1mm，J 点抬高≥ 2mm，伴有双向或正向 T 波；Ⅲ型低马鞍或低穹隆型，表现为 ST 段呈“马鞍形”或“穹隆样”抬高≤ 1mm，J 点抬高≥ 2mm，伴有正向 T 波（图 6）。

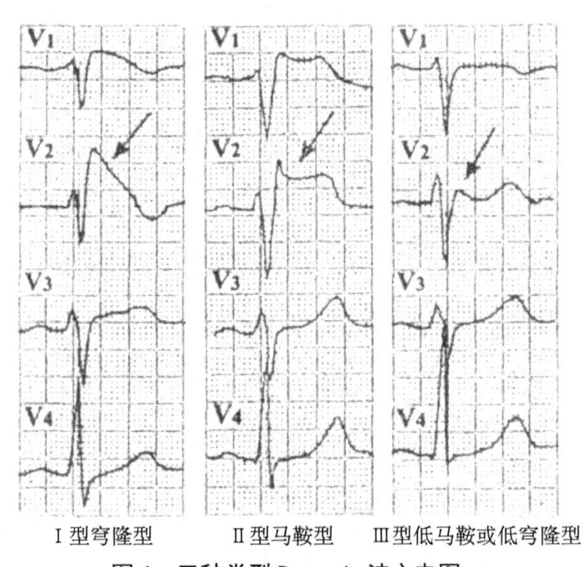

图 6　三种类型 Brugada 波心电图

Ⅰ型与心律失常发生呈正相关。患者的心电图改变并非持续存在，部分患者间断出现，或需药物诱导出现。与诱发出现的心电图改变的患者相比，自发的 I 型 Brugada 波改变者发生心律失常的风险更高。大量研究表明，BrS 患者的临床表现是危险分层及判定预后的主要因素。无症状的 BrS 患者达 60%，虽然其症状的年发生率在 0.5% ～ 1.0%，但初发事件多为猝死。

（4）其他

其他病因还有早复极综合征、儿茶酚胺依赖型多形性室速及神经体液因素引起的电学变化。早复极一直被认为是一种心电图良性改变，主要表现为至少两个连续导联出现 J 点抬高≥ 0.1mV，多伴 ST 段弓背向下型抬高及 T 波高尖。近年来多个研究发现，早复极与 SCD 存在一定相关性。Haissaguerre 等进行的病例对照研究显示，病例组中早复极阳性患者特发性室颤复发率更高。随后 Tikkanen 等进行的多中心前瞻性研究发现下壁导联 J 点抬高增加中年人 SCD 风险，风险系数与 J 点抬高程度成正相关。儿茶酚胺敏感性多形性室速（catecholaminergic polymorphic ventricular tachycardia，CPVT）是一种较少见的遗传性心律失常疾病，表现为运动或情绪激动等引起肾上腺素水平明显升高时出现多形性室速，发病率约为 1/10 000。尽管发病率不高，但认识及迅速诊断 CPVT 十分关键，该病好发于青少年并引起年轻患者发生 SCD。临床诊断 CPVT 的患者中 55% ～ 60% 可以由 *RyR2* 的突变引起，而 40 岁以下尸检正常的 SCD 患者中 *RYR2* 突变者高达 15%。

参考文献

1. Nabel EG, Stevens S, Smith R. Combating chronic disease in developing countries. Lancet, 2009, 373 (9680): 2004-2006.

2. Myerburg RJ, Junttila MJ. Sudden cardiac death caused by coronary heart disease. Circulation, 2012, 125 (8): 1043-1052.

3. Matsue Y, Suzuki M, Nishizaki M, et al. Clinical implications of an implantable cardioverter-defibrillator in patients with vasospastic angina and lethal ventricular arrhythmia. Journal of the American College of Cardiology, 2012, 60 (10): 908-913.

4. Schoenenberger AW, Kobza R, Jamshidi P, et al. Sudden cardiac death in patients with silent myocardial ischemia after myocardial infarction (from the Swiss Interventional Study on Silent Ischemia Type Ⅱ [SWISSI Ⅱ]). American Journal of Cardiology, 2009, 104 (2): 158-163.

5. 乔青，华伟. 致心律失常性右心室心肌病的治疗学进展. 中华心律失常学杂志，2010，14 (6): 465-468.

6. Cleland JG, Chattopadhyay S, Khand A, et al. Prevalence and incidence of arrhythmias and sudden death in heart failure. Heart Fail Rev, 2002, 7 (3): 229-242.

7. Al-Khatib SM, Shaw LK, O' Connor C, et al. Incidence and predictors of sudden cardiac death in patients with diastolic heart failure. J Cardiovasc Electrophysiol, 2007, 18 (12): 1231-1235.

8. Libby P, Zipes D P, Mann D L, et al. Braunwald' s Heart Disease: A Textbook of Cardiovascular Medicine, 2-Volume Set, 9th Edition Expert Consult

Premium Edition Enhanced Online Features. Saunders，2011.

9. Masrur S，Memon S，Thompson PD. Brugada syndrome，exercise，and exercise testing. Clin Cardiol，2015，38（5）：323-326.

10. 中华心血管病杂志编辑委员会心律失常循证工作组 . 遗传性原发性心律失常综合征诊断与治疗中国专家共识 . 中华心血管病杂志，2015，43（1）：5-21.

11. Haissaguerre M，Derval N，Sacher F， et al. Sudden cardiac arrest associated with early repolarization. N Engl J Med，2008，358（19）：2016-2023.

12. Tikkanen JT，Anttonen O，Junttila MJ，et al. Long-term outcome associated with early repolarization on electrocardiography. N Engl J Med，2009，361（26）：2529-2537.

13. Lieve KV，van der Werf C，Wilde AA. Catecholaminergic polymorphic ventricular tachycardia. Circ J，2016，80（6）：1285-1291.

14. 刘兴鹏 . 儿茶酚胺敏感性多形性室性心动过速 . 第四届全国晕厥心脏猝死预防专题研讨会暨中国心律失常联盟 2012 年会论文集 . 北京，2012：91-102.

15. Tester DJ，Medeiros-Domingo A，Will ML，et al. Cardiac channel molecular autopsy：insights from 173 consecutive cases of autopsy-negative sudden unexplained death referred for postmortem genetic testing. Mayo Clin Proc，2012，87（6）：524-539.

16. Jimenez-Jaimez J，Peinado R，Grima EZ，et al. Diagnostic approach to unexplained cardiac arrest（from the FIVI-Gen Study）. Am J Cardiol，2015，116（6）：894-899.

17. Al-Khatib SM，Stevenson WG，Ackerman MJ，et al. 2017 AHA/ACC/HRS

guideline for management of patients with ventricular arrhythmias and the prevention of sudden cardiac death：executive summary：a report of the American College of Cardiology/American Heart Association Task Force on Clinical Practice Guidelines and the Heart Rhythm Society. Heart Rhythm，2017.

18. 于玮，陈东，方微，等 . 致心律失常性右心室心肌病 13 例临床病理特征分析 . 心肺血管病杂志，2017，36（12）：974-978.

19. 郭继鸿 .Brugada 综合征的诊断与治疗 . 临床心电学杂志，2005，(3)：215-223.

（井然　金汉　顾敏　整理）

心脏性猝死的遗传学研究进展

猝死是一种未预料到的因素引起的死亡，通常情况下是指在症状发生 1 小时之内的死亡，并且缺乏其他病因。目前最大的挑战是没有足够的证据预测猝死。事实上，有 85% 的猝死是由心脏原因引起的，称之为 SCD。作为西方国家的首要死亡原因，SCD 在中国的发病率逐年增加。SCD 相关疾病大多有遗传基础，特别是先天性心脏离子通道病和心肌病变。先天性离子通道病主要由于基因突变导致影响基因编码下的心脏离子通道或者离子通道相关蛋白发生了变化，而心肌病是由于基因改变导致数个编码蛋白或者相关基因发生改变，主要包括肌节、细胞骨架和核膜。

8. 遗传学离子通道病

在心脏水平，Na^{+}、Ca^{2+}、K^{+} 近乎完美地整合在一起，进而作用于心脏正常的跳动。特殊的离子通道允许这些离子通过心肌细胞膜进行交换。编码这些离子通道蛋白或者与之相关蛋白的基因如果发生突变，就会影响相关离子交换，甚至导致威胁生命的恶性心律失常。与SCD相关的基因病主要包括LQTS、SQTS、BrS、儿茶酚胺敏感性室性心动过速。

（1）长QT综合征

LQTS是一种遗传性心律失常，主要表现为心电图上QT间期的延长。临床诊断主要依赖心电图QTc间期的延长（在12导联中出现QTc ≥ 480毫秒，尽管通常QTc ≥ 460毫秒就会出现不可预测的晕厥）、个人史及家族史等综合判断。LQTS患者具有多形性室性心动过速（即尖端扭转型室速）的危险，可能会因此诱发晕厥或猝死。QT延长与尖端扭转型室速的发生与离子通道障碍有关，离子通道的改变会影响细胞复极化。而细胞复极化的延迟可能是由于外向钾离子电流的减弱或者内向Na^+电流（INa）增强。目前，已发现的LQTS基因突变类型有16种（表2），其中最常见的类型是LQTS1、LQTS2和LQTS3。实际上，通过外显子开放阅读框的分析，典型的3种基因改变为*KCNQ1*编码的Kv7.1通道亚基（LQT1），*KCNH2*编码的Kv11.1通道（LQT2），以及*SCN5A*编码的Nav1.5通道（LQT3），这3种基因突变可占临床确诊的先天性LQTS的75%。特别是LQTS1作为最常见的突变类型，占基因突变阳性LQTS的近35%。LQTS1主要是由于*KCNQ1*突变导致其编码的钾离子通道α亚单位丧失原有功能，而钾离子通道的α亚单位是延迟复极钾通道（Iks）的重要控速元件。*KCNH2*的突变使得Kv11.1通道丧失功能，可以影响延迟复极钾电流的功能，可能与 LQTS2 有关。LQTS3 是第 3 类突变形式（约占 LQTS 的 10%）。LQTS3 多发现于猝死儿童中，主要是 *SCN5A* 基因的功能性突变导致 Na^+ 通道 α 亚单位丧失所致。

表 2　长 QT 综合征相关突变基因

突变基因	编码蛋白	功能性改变	LQTS 类型
KCNQ1	编码电压门控钾通道的 α 亚基，介导延迟整流钾电流（Iks）	减缓 Iks 电流，延长动作电位复极	LQTS1
KCNH2	编码电压门控钾通道的 α 亚基，介导延迟整流钾电流（Iks）的快速激动成分	减缓 Iks 电流，延迟心脏复极，延长 QT 间期	LQTS2
SCN5A	心脏钠通道 Nav 1.5 的 α 亚基	*SCN5A* 的突变介导 Nav 1.5 电流的增加，减缓心脏复极，延长 QT 间期	LQTS3
ANK2	Ankyrin-B，主要作用为协调 Na^+/K^+ ATP 酶，Na^+/Ca^{2+} 交换体和三磷酸肌醇受体的组装	钙内环境稳态受损，复极化延长	LQTS4
KCNE1	Mink 的 β 亚单位	多通道复合体稳定性受损	LQTS5
KCNE2	MiRP1 的 β 亚单位	多通道复合体稳定性受损	LQTS6
KCNJ2	内向整流钾通道 Kir 2.1（Ik1）	钾电流受损	LQTS7
CANA1C	L 型钙通道	电压依赖型 L 型钙通道在开放状态下失活	LQTS8
CAV3	Caveolin-3，细胞膜穴样内陷的主要支架蛋白	晚钠电流获得性增强	LQTS9
SCN48	钠通道的 β 亚单位	晚钠电流获得性增强	LQTS10
AKAP9	激酶 A 锚联蛋白 -9	减少与 *KCNQ1* 的互相作用	LQTS11

续表

突变基因	编码蛋白	功能性改变	LQTS 类型
SNTA1	α1 互生蛋白	晚钠电流获得性增强	LQTS12
KCNJ5	G 蛋白偶联内向整流钾通道亚型 4	心室异常复极导致 QT 间期延长	LQTS13
CALM1	钙调素，钙依赖 L 型钙通道失活和 ryanodine 的通道稳定，从而影响细胞内钙的整体水平	钙离子结合蛋白断裂	LQTS14
CALM1	钙调素	钙离子结合蛋白断裂	LQTS15
CALM1	钙调素	钙离子结合蛋白断裂	LQTS16
TRDN	Triadin	影响心脏钙释放，损害兴奋 - 收缩耦联，导致心脏心律失常	LQTS16

除了上述 3 种基因突变，其他种类的 LQTS 基因突变仅占临床 LQTS 患者的 5%。由于这些突变影响了离子通道，心室的心肌电位因此发生改变。然而，近 20% 符合临床诊断的家族聚集性 LQTS 案例并未检测出上述已知突变。因此，目前许多研究着眼于发现 LQTS 相关的新型突变基因。Kauferstein 教授和他的团队的研究发现 1 例典型 LQTS，这例 18 岁女性患者携带有内质网钙通道受体（RyR2）基因的突变。有趣的是，因为患者在主要 LQTS 基因型中未发现突变（包括 *SCN5A*、*KCNKH2*、*KCNH2*、*KCNE1*、*KCNE2* 和 *KCNJ2*），这例患者属于基因型阴性的 LQTS 类型。相似地，Altmann 和其同事也发现 1 例 10 岁女性患者发生遗传性 *TRDN* 突变，这例患者的其他 LQTS 基因也均

为阴性。*TRDN* 基因主要编码心脏特殊同种类型的三合蛋白，这种蛋白与肌浆网钙通道相关。钙通道的结构或者功能出现改变会引起严重的室性心律失常。*TRDN* 基因的突变可能会揭示逆行性遗传 LQTS 的潜在遗传学机制。另外，Riuro 和同事的研究发现 1 例临床诊断为 LQTS 的 8 岁男孩，他也未被检验出已知 LQTS 基因。其主要突变是 *SCN1Bb* 基因，这种突变可能是 LQTS 的一种新型基因突变类型。*SCN1Bb* 基因主要编码钠通道 β-1 亚基，研究认为该突变会增强晚钠电流，因为钠通道 β-1 亚基突变会改变钠通道的功能加速复极。另外，应用 HL-1 细胞，当 β1b 突变过表达时，动作电位持续时间较野生型显著延长。有关 LQTS 的分子机制见图 7。

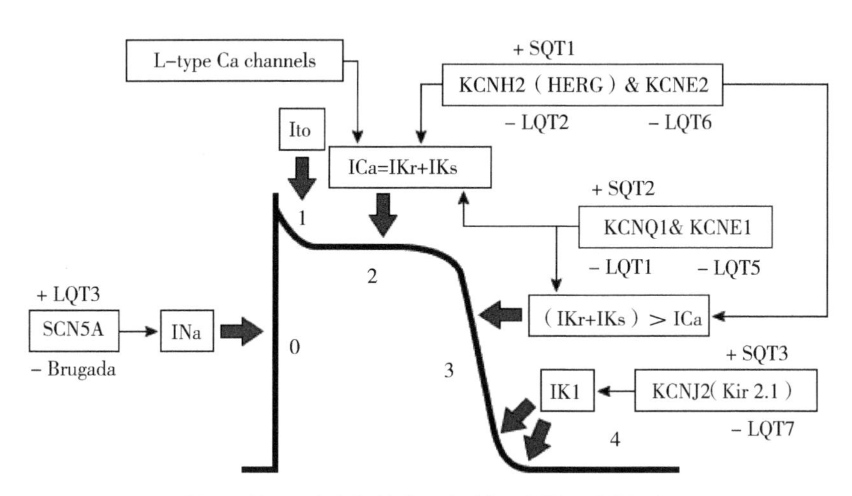

图 7　长 QT 综合征的分子机制（彩图见彩插 6）

(2) 短QT综合征

SQTS是近年来发现的一种罕见心脏离子通道病，主要临床表现为QT间期缩短。对于结构性心脏病而言，QT缩短易患心房颤动或心室颤动。目前SQTS定义的QTc＜340毫秒。但是SQTS满足下列一项或多项情况下QTc≤360毫秒即可诊断：已知的基因突变、SQTS家族史、家族中有＜40岁猝死的病例、无结构性心脏病但曾出现室颤或室速事件。人们认为SQTS是最严重的离子通道病，SQTS患者中SCA和SCD是主要表现。尽管SQTS属于常染色体显性遗传，并具有较高的外显性，Mazzanti和其同事发现年龄和性别也与SQTS的患病情况相关：SCA多发生于刚出生或者20～40岁年龄阶，且男性发生率较高。至今，已证实有6种钾通道和钙通道突变与SQTS相关，包括*KCNH2*、*KCNQ1*、*KCNJ2*、*CACN1C*、*CACNA2D1*和*KCNJ2*。这些基因均与钾通道功能变化相关，突变后通过增强钾通道功能，增加复极电流，缩短QT间期。另一种机制可能是通过减少钙离子通道相关结构基因，缩短去极化电流，以至于缩短动作电位。由于目前发现的家系较少，基因型-表型相关研究并不充分。有关SQTS相关突变基因见表3。

表 3　短 QT 综合征相关突变基因

突变基因	编码蛋白	功能性改变	SQTS 类型
KCNH2	编码电压门控钾通道的 α 亚基，介导延迟整流钾电流（Iks）的快速激动成分	获得性功能增强突变，导致钾离子电流增强，动作电位缩短	SQTS1
KCNQ1	电压门控钾通道的 α 亚基，介导延迟整流钾电流	增加复极电流	SQTS2
KCNJ2	内向整流钾通道 Kir 2.1（Ik1）	功能增强性突变，导致外向 Ik1 电流增强，加速复极时相	SQTS3
CACNAC1C	L 型钙离子通道的 α1 亚基	功能丧失性突变，导致去极电流的减弱	SQTS4
CACNB2	L 型钙离子通道的 β2 亚基	功能丧失性突变，导致去极电流的减弱	SQTS5
CACNAD1	L 型钙离子通道的 α-2/δ 亚基	功能丧失性突变，导致去极电流的减弱	SQTS6

（3）Brugada 综合征

BrS 是另一种重要的先天性心脏离子通道病。作为一种遗传病，BrS 的主要临床表现为右心室传导延迟、ST 段在右胸导联抬高、晕厥。患 BrS 的患者会出现单形性室性心律失常，尤其在睡眠中、休息时和在发热时。猝死多由于发生室颤。BrS 表现为不完全显性染色体遗传，其显性率与年龄和性别相关。最致命的多发生于 40 岁后的男性。第 1 个 BrS 相关的基因突变为 *SCN5A* 突变导致功能丧失，这个发现很快被其他研究所证明。近年来，有 24 个编码 $Na^+/K^+/Ca^{2+}$ 通道或 450 个编码与之相关蛋白基因的病理性突变已证实与 BrS 相关。*SCN5A* 基因突变占 BrS 基因突变表型的 75%。然而，正常人群中也有近 25% 的人群通过基因检测发现 *SCN5A* 基因突变。*SCN5A* 突变主要是与儿童的猝死相关，其突变造成钠离子电流的功能丧失。这是由于肌纤维膜上钠通道表达下降（Nav1.5），表达无功能的通道或者门口组件发生变化。基因变异主要影响编码 β 亚基的 Nav1.5 蛋白（如 *SCN1B*、*SCN2B* 和 *SCN3B*）。这些基因突变可能通过不同的机制影响钠通道，如通过直接影响离子的传递，或者影响钠通道的交换。也有人研究发现，*SLAMP* 基因的突变可能与 BrS 相关，而 *SLAMP* 主要编码膜表面相关受体。磷酸脱氢酶 -1（GPD1-L）的基因突变也与 BrS 症状相关。尽管 GPD1-L 本身并不编码离子通道，但是他通过与 Na 1.5 心脏离子钠通道的 α 亚基相互作用，从而减少钠电流。London 和同事发现 GPD1-L 的突变可能会影响钠通道功能蛋白的密度及数量。

（4）儿茶酚胺敏感性多形性室速

儿茶酚胺敏感性多形性室速（CPVT）是一种常由运动或剧烈情绪激动而引发的室性心动过速。典型的临床表现为眩晕和晕厥。然而，室性心动过速可简化为快速多源性室性心动过速和室颤，进而诱发 SCD。CPVT 患者在正常休息情况下心电图可呈正常，所以单纯通过心电图诊断较为困难。CPVT 既可表现为常染色体显性遗传，又可表现为常染色体阴性异常（不常见）。主要病因可能为编码离子通道或者钙调蛋白的基因发生突变，导致心脏电活动发生改变。

2001 年发现了第 1 个发现的与 CPVT 相关的 *RYR2* 基因。*RYR2* 基因的变异约占儿茶酚胺敏感性室速患者的 50%，归类为 CPVT1。近期，Sumitomo 教授报道了一个队列研究，发现临床诊断为 CPVT 的患者中 79% 与 *RYR2* 基因突变相关。其研究也发现这些患者中有 10% 发生猝死，事件发生与性别无关。而且这种类型的 CPVT 属于常染色体显性遗传。另一种类型主要是与编码隐钙素蛋白的 *CASQ2* 基因相关。通过 Sumitomo 教授的研究，CPVT2 的猝死率要高于 CPVT1。CPVT2 可表现为常染色体阴性遗传或常染色体显性遗传。通常来说，65% 由临床诊断为 CPVT 的患者可以通过基因检验发现基因突变。其他疑似 CPVT 相关的基因主要有 *CALM*（编码钙调蛋白）、*TRDN*（编码三合蛋白），分别被归类为 CPVT4 和 CPVT5。仍有一些 CPVT 的基因突变机制不明。例如，CPVT3 主要定义是因为一个携带 7p22-p14 染色体异常的家系发现的，但是其具体的致病基因仍未可知。

9. 遗传相关心肌病

遗传相关心肌病也是 SCD 的主要病因之一。遗传相关心肌病通常可造成心力衰竭。早期的临床研究发现许多心肌病具有家族聚集性，提示该类疾病可能有遗传基础。

（1）肥厚型心肌病

肥厚型心肌病是发病率最高的遗传性心肌病。其主要遗传学基础是编码肌节蛋白的基因发生突变。肥厚型心肌病最主要的病理特点是左心室的肥厚。其主要的临床表现包括呼吸困难、晕厥，以及由于室颤引起的猝死。肥厚型心肌病主要表现为常染色体显性遗传。主要的致病基因包括*MYH7*、*TPM*、*TNNT2*、*MYBPC3*、*MYL2*、*MYL3*、*TNNI3*、*ACTC1*、*TNNC1*、*MYH6* 和 *PRKAG2*。致病基因主要集中在 *MYH7* 和 *MYBPC3*。另外有一些基因突变占总数的 1/3，每种突变占总数的 1% ～ 5%。除上述已知的基因突变外，研究人员通过家系分析，近年来陆续发现了一些新的基因突变类型。其他可能有肥厚型心肌病的基因突变包括 *MYOZ2*（编码 Z 盘蛋白）、ACTN2（编码 α- 肌动蛋白 -2）等。尽管这些突变在肥厚型心肌病中并不常见，但是这些基因的发现证明了肥厚型心肌病可能与 Z 盘蛋白破坏有关。

（2）扩张型心肌病

扩张型心肌病表现为左心室的扩大和收缩功能障碍。患者经常出现室性或室上性心律失常、传导系统障碍及血栓栓塞。在疾病晚期阶段，也可发生 SCD。扩张型心肌病主要分为家族性和继发性，还有至少 20% 属于特发性。扩张型心肌病主要为 X 染色体连锁的常染色体显性遗传，而有些可表现为常染色体阴性遗传或线粒体遗传（不常见）。扩张型心肌病相关性基因突变包含许多蛋白编码基因，尤其是能够影响肌节功能、电解质稳态和非肌节结构的编码基因。最常见的突变基因为 *TTN* 基因，主要编码构成肌节的肌联蛋白。有报道发现在常染色体遗传的扩张型心

肌病中 *TTN* 基因突变高达 25%。也有一些 *TTN* 基因型在扩张型心肌病和正常对照组均有发现，说明这些突变的基因多态性可能与扩张型心肌病无关。例如，在一个由 120 例患者组成的扩张型心肌病队列人群中，研究人员发现一系列的突变导致氨基酸的替换，其中 3 种突变也在正常人群中发现。另外在一项包含 312 例扩张型心肌病患者的研究中发现 *TTN* 发生删除突变，主要编码 A 带，这种突变发生在 18% 的散发扩张型心肌病患者中，25% 的家族性扩张型心肌病患者中，以及 25% 的正常对照人群中。尽管删除突变在 Z 带和 I 带在对照组中发现，但是影响 M 带的突变常常与神经肌肉表现相关。另外，除了上述的基因突变类型外，超过 1000 例的基因研究项目发现了超过 60 000 错义突变。然而，这种概率远高于预期的 *TTN* 突变导致的疾病频率。Golbus 等通过分析 1000 例基因突变的扩张型心肌病患者，发现 *TTN* 突变导致致病蛋白具有很高的频率。他们认为许多基因突变有好有坏，但均对宿主的基因易感性起一定编辑作用。然而，当应用严格的生物信息和隔离法则，分析 *TTN* 的错义突变常有一定困难。

研究人员还发现扩张型心肌病与编码肌节蛋白的基因有关。特别是某些基因突变也在肥厚型心肌病患者中发现。另外，肥厚型心肌病和扩张型心肌病的临床表现在某些家系中有重叠，说明心肌形态学的特点是心肌病的重要诊断指标之一。另外，这些突变也可导致电解质环境改变。*PLN* 基因突变是编码受磷蛋白的基因，受磷蛋白主要是通过调节肌浆网上钙离子泵ATP酶从而调节钙离子的转运。一些扩张型心肌病患者也发现了*SCN5A*基因的突变。然而，这个基因在导致SCD的其他疾病中也有发现。在结构蛋白中，*LMNA*基因编码Lamin A蛋白和核膜蛋白，其突变率在扩张型心肌病中高达5%。这些蛋白的表达无所不在，作为细胞的核心结构发挥着重要功能。Lamin A和C蛋白可以导致扩张型心肌病、房室结传导阻滞及心室颤动。*LMNA*突变对于预测进行性传导阻滞疾病和猝死具有重要作用。尽管通过患者的临床表现识别SCD风险十分困难，但是通过监测*LMNA*突变对于诊断扩张型心肌病具有重要作用。总之，扩张型心肌病的遗传异质性和与其他心肌病交叉突变较多，这也对于判断基因突变和特殊病因具有重要意义。然而，心功能和形态学有所不同，说明除了基因外，其他因素（如环境）也可能是影响原发性心肌病表型表达的重要原因。

（3）限制型心肌病

限制型心肌病（RCM）是另一类十分重要的心肌病，主要临床表现为心室腔的僵硬，从而导致严重的舒张性功能障碍和心力衰竭。心肌肥厚在该病中表现不典型。限制型心肌病的诊断主要依靠功能学方法。限制型心肌病的生理过程也可发生在肥厚型心肌病和扩张型心肌病中，因此对于鉴别心肌病十分困难。此外，限制型心肌病的基因特点与肥厚型心肌病和扩张型心肌病具有重叠，主要影响编码肌质网相关蛋白的基因（如*MYH7*、

TNNT2、*TNNI3* 和 *ACTC*）。*MYH7* 和 *TNNI3* 占限制型心肌病的近 5%。事实上，一些研究者认为限制型心肌病是肥厚型心肌病中表现为心肌肥大和心腔受限这些生理过程的一种亚型。然而，作为一种遗传性心肌病，尽管有报道认为限制型心肌病有常染色体隐性遗传和 X 染色体连锁遗传的可能，目前主要认为限制型心肌病是常染色体显性遗传。过去的 10 年，高通量测序的方法已经显著提高了对于限制型心肌病易感基因的认识。Kostareva 教授利用高通量测序方法研究了包含 24 例限制型心肌病患者的队列。通过对限制型心肌病相关变异的筛查，发现近 54% 的患者具有相应突变，这与在一项包含 32 例散发限制型心肌病患者的研究中发现基因阳性个体 19 例（约 60%）的比例一致。重要的是，研究发现肌节蛋白在 RCM 的病情发展中的重要作用。近年来也有研究发现肾素血管紧张素信号通路相关基因突变可能会导致肥厚型心肌病、扩张型心肌病和限制型心肌病等表型。目前主要发现的突变位点在血管紧张素 I 转换酶、血管紧张肽原和血管紧张素受体 1 相关基因，但具体致病机制尚不清楚。

（4）致心律失常右室心肌病

致心律失常右室心肌病（ARVC）发病率低，主要临床表现为右心室的心肌细胞被脂肪细胞和纤维细胞所替代，从而导致右侧心力衰竭、心律失常和 SCD。在年轻人中，尤其是运动员中，ARVC 是主要的猝死原因。ARVC 中心源性猝死发生率每年接近 2.5%。ARVC 在 60% 患者中可以追溯到明确的家族史，尽管大部分患者显示为常染色体显性遗传，近年来也有 2 例 ARVC 病例为常染色体隐性遗传。早年间，研究人员发现编码桥粒黏附蛋白基因突变所致的心脏皮肤综合征，称为“Naxos 病”。该病临床表现与扩张型心肌病相重合，主要影响左心室，且遗传特点均为常染色隐性遗传，并从出生起即具有特殊的皮肤表现（掌趾皮肤角化以及羊毛状发）。随着近十年对于 ARVC 基因背景研究的不断深入，人们发现了许多 ARVC 相关基因突变（表 4）。首个与 ARVC 相关的基因突变是桥粒蛋白基因。桥粒是一种用于心肌电

表 4　ARVC 相关突变基因

突变基因	编码蛋白	功能性改变	类型
TGF-β3	转化生长因子 β	过表达 TGF-β 蛋白，导致心肌纤维化	ARVC1
RYR2	Ryanodine 受体	突变导致超活化 / 超敏化	ARVC2
未命名，染色体 14q23–q24	未知	未知	ARVC3
TTN	Titin	更易受到降解和退化	ARVC4
TMEM43	跨膜蛋白 43，核膜形成体	据推测，*TMEM43* 可能参与脂肪细胞 PPARγ 通路的调节，从而解释了在 ARVC 患者中心肌纤维被脂肪替代的过程	ARVC5
未命名，染色体 10p12-p14	未知	未知	ARVC6
DES	Desmin，表达于心肌细胞的中间丝蛋白	聚集体形成	ARVC7
DSP	Desmoplakin	改变斑珠蛋白和桥粒斑菲素蛋白的连接	ARVC8

续表

突变基因	编码蛋白	功能性改变	类型
PKP2	桥粒斑菲素蛋白 2	中断桥粒斑菲素蛋白 2 的重要功能域	ARVC9
DGS2	桥粒芯糖蛋白 2	可能改变蛋白的亲和力和粘合力	ARVC10
DSC2	Desmocollin-2	移码或过早终止密码子，从而产生一种无功能无黏着力的突变蛋白	ARVC11
JUP	结合性斑珠蛋白	增加脂肪因子的表达	ARVC12
PLN	受磷蛋白	突变的受磷蛋白可能损害SERCA2a 活性，导致钙内环境动态平衡受到损伤，进而可能导致桥粒解体	其他
LMNA	核纤层蛋白 A/C	增加核变形、染色质碎裂和机械传导异常，从而使得细胞和细胞核的抗受损能力减低	其他
SCN5A	心脏钠通道 Nav 1.5 的 α 亚基	丧失功能	其他
CTNNA3	α-T-catenin，与 plakophilins 连接，参与心肌细胞间的连接	与 β-catenin 相互作用，增加二聚电位	其他

传导和机械连接的重要蛋白质，主要由五种蛋白构成：连接桥粒（由 *JUP* 编码）、斑菲素蛋白 -2（由 *PKP2* 编码）、桥粒蛋白（由 *DSP* 编码）、血小板亲和蛋白 -2（由 *DSG2* 编码）和桥粒芯胶蛋白 -2（由 *DSC2* 编码）。其中，*JUP* 是桥粒蛋白中首个分析与 ARVC 相关的编码基因，而 *PKP2* 是 ARVC 中发现突变率最高的基因。在西方国家，多达 70% 的桥粒蛋白变异的 ARVC 患者携带 *PKP2*

的突变。除编码桥粒蛋白的基因外，其他与 ARVC 相关的基因也逐渐被发现（如 *TMEM43* 基因）。虽然近年来随着高通量测序技术的不断发展，ARVC 相关突变及其作用机制和信号通路逐渐被阐释，但是一些临床表现符合 ARVC 的患者并不能被监测出已有基因突变，说明其致病机制可能有其他因素的参与，如表观遗传学因素。另外，microRNAs 也可能作用于心律失常心肌病的发生发展。

参考文献

1. Basso C，Carturan E，Pilichou K，et al.Sudden cardiac death with normal heart：molecular autopsy.Cardiovasc Pathol，2010，19（6）：321-325.

2. Oliva A，Brugada R，D’Aloja E，et al. State of the art in forensic investigation of sudden cardiac death. Am J Forensic Med Pathol，2011，32（1）：1-16.

3. Zipes DP，Wellens HJ. Sudden cardiac death. Circulation，1998，98（21）：2334-2351.

4. Andreasen C，Refsgaard L，Nielsen JB，et al. Mutations in genes encoding cardiac ion channels previously associated with sudden infant death syndrome（SIDS）are present with high frequency in new exome data. Can J Cardiol，2013，29（9）：1104-1109.

5. Cronk LB，Ye B，Kaku T，et al. Novel mechanism for sudden infant death syndrome：persistent late sodium current secondary to mutations in caveolin-3. Heart Rhythm，2007，4（2）：161-166.

6. Ackerman MJ，Siu BL，Sturner WQ，et al. Postmortem molecular analysis

of SCN5A defects in sudden infant death syndrome. JAMA，2001，286（18）：2264-2269.

7. Burke A，Creighton W，Mont E，et al. Role of SCN5A Y1102 polymorphism in sudden cardiac death in blacks. Circulation，2005，112（6）：798-802.

8. Plant LD，Bowers PN，Liu Q，et al. A common cardiac sodium channel variant associated with sudden infant death in African Americans，SCN5A S1103Y. J Clin Invest，2006，116（2）：430-435.

9. Josephson ME. Sudden cardiac arrest. Indian Heart J，2014，66（Suppl 1）：S2-S3.

10. Berdowski J，de Beus MF，Blom M，et al. Exercise-related outof- hospital cardiac arrest in the general population：incidence and prognosis. European Heart Journal，2013，34（47）：3616-3623.

11. Baskar S，Aziz PF. Genotype-phenotype correlation in long QT syndrome. Glob Cardiol Sci Pract，2015，2015（2）：26.

12. Schwartz PJ，Ackerman MJ. The long QT syndrome：a transatlantic clinical approach to diagnosis and therapy. Eur Heart J，2013，34（40）：3109–3116.

13. Ackerman MJ，Priori SG，Willems S，et al. HRS/EHRA expert consensus statement on the state of genetic testing for the channelopathies and cardiomyopathies this document was developed as a partnership between the Heart Rhythm Society（HRS）and the European heart rhythm association（EHRA）. Heart Rhythm，2011，8（8）：1308-1339.

14. Zareba W. Genotype-specific ECG patterns in long QT syndrome. J Electrocardiol，2006，39（4 Suppl）：S101-S106.

15. Kaufman ES. Mechanisms and clinical management of inherited channelopathies：long QT syndrome，Brugada syndrome，catecholaminergic polymorphic ventricular tachycardia，and short QT syndrome. Heart Rhythm，2009，6（8 Suppl）：S51-S55.

16. Bezzina CR，Lahrouchi N，Priori SG. Genetics of sudden cardiac death. Circ Res，2015，116（12）：1919-1936.

17. Kauferstein S，Kiehne N，Erkapic D，et al. A novel mutation in the cardiac ryanodine receptor gene（RyR2）in a patient with an unequivocal LQTS. Int J Cardiol，2011，146（2）：249-250.

18. Altmann HM，Tester DJ，Will ML，et al.Homozygous/compound heterozygous Triadin mutations associated with Autosomal-recessive long-QT syndrome and pediatric sudden cardiac arrest：elucidation of the Triadin knockout syndrome. Circulation，2015，131（23）：2051–2060.

19. Riuró H，Campuzano O，Arbelo E，et al. A missense mutation in the sodium channel beta1b subunit reveals SCN1B as a susceptibility gene underlying long QT syndrome. Heart Rhythm，2014，11（7）：1202-1209.

20. Gaita F，Giustetto C，Bianchi F，et al. Short QT syndrome：a familial cause of sudden death. Circulation，2003，108（8）：965-970.

21. Burashnikov E，Pfeiffer R，Barajas-Martinez H，et al. Mutations in the cardiac L-type calcium channel associated with inherited J-wave syndromes and sudden cardiac death. Heart Rhythm，2010，7（12）：1872-1882.

22. Naokata S.Current topics in catecholaminergic polymorphic ventricular tachycardia. Journal of Arrhythmia，2016，32（5）：344-351.

23. Priori SG，Napolitano C，Tiso N，et al. Mutations in the cardiac ryanodine receptor gene（hRyR2）underlie catecholaminergic polymorphic ventricular tachycardia. Circulation，2001，103（2）：196-200.

24. Devalla HD，Gelinas R，Aburawi EH，et al. TECRL，a new life-threatening inherited arrhythmia gene associated with overlapping clinical features of both LQTS and CPVT. Embo Molecular Medicine，2016，8（12）：1390-1408.

25. Maron BJ，Maron MS，Semsarian C. Genetics of hypertrophic cardiomyopathy after 20 years：clinical perspectives. Journal of the American College of Cardiology，2012，60（8）：705-715.

26. Houston BA，Stevens GR. Hypertrophic cardiomyopathy：a review. Clin Med Insights Cardiol，2015，8（Suppl 1）：53-65.

27. Sabater-Molina M，Saura D，Garcia-Molina SE，et al. A novel founder mutation in MYBPC3：phenotypic comparison with the most prevalent MYBPC3 mutation in Spain. Revista Espanola De Cardiologia，2016，70（2）：105-114.

28. Osio A，Tan L，Chen SN，et al. Myozenin 2 is a novel gene for human hypertrophic cardiomyopathy. Circ Res，2007，100（6）：766-768.

29. Chiu C，Bagnall RD，Ingles J，et al. Mutations in alpha-actinin-2 cause hypertrophic cardiomyopathy：a genome-wide analysis. J Am Coll Cardiol，2010，55（11）：1127-1135.

30. Weintraub RG，Semsarian C，Macdonald P. Dilated cardiomyopathy. Lancet，2017，390（10 092）：400-414.

（杨绳文　蔡迟　丁立刚　整理）

心脏性猝死的相关预测因素研究进展

SCD 发病极其凶险，具有突发、迅速、不可预料和死亡率高等特点。有文献报道，在院外发生 SCA 的患者能被成功救治的概率竟低于 5%。因此，早期预测 SCD 的发生风险对于其防治尤为重要。本章节主要介绍器质性心脏病 SCD 预测因素的相关最新进展。

10. 左室射血分数

左室射血分数（Left Ventricular Ejection Fraction，LVEF）通常在二维超声下测得，是评价左心功能十分重要的临床指标。对于存在器质性心脏病的患者，LVEF 降低具有很高的 SCD 发生风险，是指南评估患者是否有植入式心律转复除颤器（Implantable cardioverter defibrillator，ICD）一级预防植入指征的重要指标。例如，MACAS 研究前瞻性入选了 343 例非缺血性扩张型心肌病患者，平均随访（52±21）个月发现，LVEF 是预测心律失常风险的唯一指标。对于窦性心律的此类患者，LVEF 每下降 10%，其心律失常风险升高 2.3 倍，而房颤患者此风险竟高达 4.5 倍。樊晓寒、华伟等研究发现，即便是再血管化治疗时代，对于冠心病急性心肌梗死接受过再血管化治疗的患者，LVEF ≤ 25% 仍然具有很高的 SCD 发生风险。令人欣慰的是，Zhang 等研究发现，经积极治疗后 LVEF 的恢复可减少发生 SCD 的风险。该结果符合《2014 年 HRS/ACC/AHA 未纳入临床试验的患者植入 ICD 的专家共识》中所提到的，对于急性心肌梗死 40 天内和首次发现的非缺血性心肌病 3 个月内的患者，经积极药物治疗 LVEF 能够明显恢复，评估无其他 SCD 高危因素后可不考虑植入 ICD 一级预防。

然而，随着研究的深入，发现仅仅依靠 LVEF 降低评估 SCD 发生风险存在明显的局限性。首先，LVEF 降低预测发生 SCD 的敏感度和特异度较低。有研究发现，LVEF 降低预测心肌梗死和老年患者的中位敏感度仅为 45%。MUSTT 研究也发现，CHD 患者 LVEF ≤ 30% 但无其他危险因素（如年龄、既往心力衰竭病史等），其 SCD 发生风险很低（2 年心律失常死亡风险＜ 5%）。尽管患者 LVEF ＞ 30%，但合并其他多个危险因素时，其 SCD 发生风险明显高于 LVEF ≤ 30% 但无其他危险因素的患者。其次，许多 SCA 发生在 LVEF 正常或轻度降低的人群中。Oregon Sudden Unexpected Death 社区前瞻性观察研究发现，LVEF 降低仅在 1/3 人群中起到预测作用，而近 1/2 发生 SCD 的患者其 LVEF 都在正常范围。最后，在三项主要 ICD 二级预防临床研究（AVID 研究、CASH 研究和 CIDS 研究）中，发生过 SCD 但幸存患者的心脏超声显示，患者平均 LVEF 分别为 32%、45% 和 34%。这说明，三项研究中至少 50% 发生过 SCD 的患者并未达到目前指南推荐植入 ICD 一级预防的 LVEF 标准。

再次特别提醒，指南将 LVEF ＜ 35% 作为冠心病心肌梗死或非缺血性心肌病患者植入 ICD 一级预防的重要标准是因为相关临床随机对照研究将这条标准作为患者唯一或主要的入选标准。综上，仅通过 LVEF 降低作为器质性心脏病患者 ICD 一级预防的主要指标已无法满足临床需要。对于 LVEF 不低，但怀疑具有高 SCD 发生风险的患者，结合其他预测因素共同评估更有意义。

11. 心肌纤维化

心肌组织内纤维化瘢痕是重要的致心律失常发生基质，瘢痕周围易导致折返区而发生快速性心律失常。电生理检查发现，对于发生过急性心肌梗死或长期慢性心肌缺血的缺血性心肌病患者，广泛的心肌细胞坏死后引起室壁瘤的形成或纤维瘢痕的增生，折返性心律失常通常出现在毗连这些瘢痕区的梗死灶周围。另外，梗死区周围少量因再灌注或靠侧支循环存活的心肌细胞兴奋性相对增高，部分心肌细胞的电传导在这些瘢痕区周围因传导减慢或受阻与正常的电传导形成折返环，从而触发快速性心律失常。然而，对于非缺血性心肌病，心律失常的发生机制并未完全明确，考虑与心肌细胞原发病变相关。例如，原发性扩张型心肌病一个特征性的病理特点为心肌纤维化的形成，这种纤维化是心肌的坏死细胞增加和心肌细胞外基质胶原成分增多所致的。目前认为，非缺血性心肌病心律失常发生主要与原发性心肌瘢痕相关折返性心律失常、纤维脂肪细胞取代正常心肌细胞等因素有关。

临床上检测心肌纤维化主要通过心脏核磁扫描（Cardiac Magnetic Resonance，CMR）、单光子发射计算机化断层扫描（Single photon emission computed tomography，SPECT）/ 正电子发射断层扫描（Positron emission tomography，PET）成像和心内膜心肌活检 3 种方式。心内膜心肌活检为金标准，但因其有创、组织钳取与操作者经验水平关系大等特点而较少应用于单纯检测心肌纤维化。SPECT/PET 因其灌注成像技术多用于冠心病心肌梗死，可实时评估梗死区瘢痕、缺血比重及存活心肌功能，但对非缺血病因的心肌病作用有限。而 CMR 的延迟钆增强（Late Gadolinium Enhancement，LGE）扫描技术具有无创评价各种病因的心肌纤维瘢痕区、对纤维化可定性、准确定位等优点越来越受到临床关注。其比 SPECT/PET 具有更好的空间成像方式，能够区别出不同类型的纤维瘢痕且无须血管灌注。

对于缺血性心脏病，已有研究证实了 SPECT/PET 通过评估纤维化瘢痕预测冠心病心肌梗死患者发生心律失常死亡的有效性。Dorbala 等开展的一项研究纳入 985 例接受过冠脉再血管化的患者，根据 PET 扫描评估缺血和纤维瘢痕面积后分为正常、轻度、中度和重度四组。平均随访（1.7±0.7）年发现，心律失常死亡风险与瘢痕面积明显成正比。另外还发现，结合 LVEF 能够提供额外的预测价值。而 CMR 在评估缺血性心脏病患者纤维瘢痕以预测 SCD 发生方面不劣于 SPECT/PET。如 Roes 等纳入 91 例既往有心肌梗死并植入 ICD 的患者，通过 CMR 评估梗死灶情况预测 ICD 恰当治疗和 SCD 的发生情况。中位随访 8.5 个月，CMR 显示存在多种梗死纤维灶的患者有着很高的自发室性心律失常的发生风险，并与 ICD 恰当治疗次数呈显著正相关。

在非缺血性心肌病方面，CMR 的 LGE 成像技术在检验心肌细胞原发病变上优势明显。如 Gulati 等开展的一项队列研究入选了 472 例非缺血性扩张型心肌病患者，通过 LGE 扫描技术评估是否存在室壁中层心肌的纤维化。中位随访 5.3 年发现，对于心律失常复合终点，心室中壁有纤维化者有 5.24 倍的发生风险。经校正 LVEF 及其他常规预后因素后，纤维化者仍有 4.61 倍的 SCD 发生风险。这提示，通过 LGE 扫描评价心室中壁纤维化具有独立于 LVEF 预测非缺血性扩张型心肌病患者发生 SCD 的价值。另外，晚近公布的由 Halliday 等开展的一项临床研究，旨在评价 LGE 在预测 LVEF 正常的非缺血性扩张型心肌病患者发生 SCD 中的价值。该研究连续入选 399 例 LVEF ≥ 40% 的扩张型心肌病患者，行 LGE 确定是否有心肌纤维化。中位随访 4.6 年，校正其他变量后发现，对于 LGE 阳性者，其 SCD 发生风险较阴性者高 4.8 倍。研究者认为，对于 LVEF 正常的非缺血性扩张型心肌病患者，LGE 仍然具有预测 SCD 发生风险的重要作用。此外，LGE 增强的部位和范围似乎与非缺血性扩张型心肌病恶性心律失常的发生也存在相关性。Chimura 等入选 175 例非缺血性扩张型心肌病患者，通过 LGE 显示的纤维化存在部位寻找与恶性心律失常之间的关系。平均随访（5.1±3.3）年，多变量分析显示，心室间隔部和侧壁中层两部位的心肌 LGE 阳性与恶性心律失常强烈相关，风险系数高达 23.1。

综上，SPECT/PET 多用于评估冠心病心肌梗死相关 SCD 的发生风险。而心脏核磁的 LGE 扫描技术因其无创、可独立于 LVEF 及其他传统预后指标、通过判定不同病因心肌病的心肌纤维化存在与否及存在的部位等优点，具有更好的临床预测器质性心脏病 SCD 发生风险的作用（图 8）。

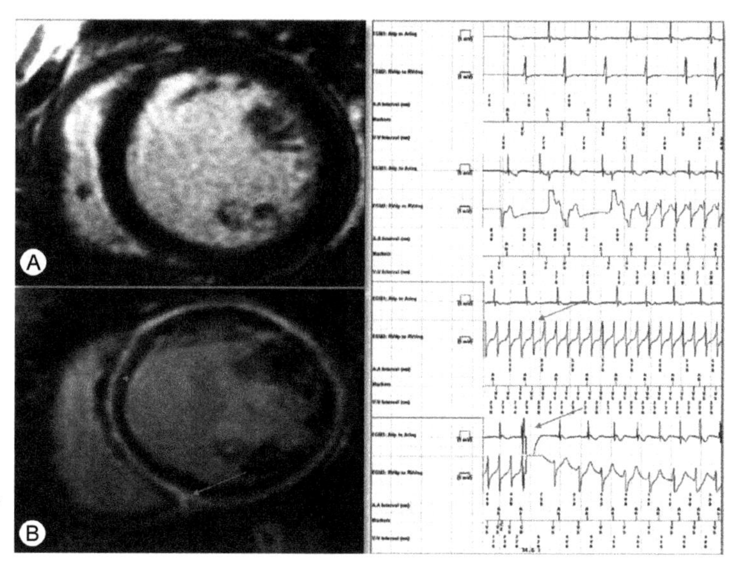

注：A：LGE（-），ICD 程控无恶性心律失常事件发生；B：LGE（+），ICD 程控显示有持续室速发作，给予 34Jshock 治疗。

图 8　核磁显示心脏短轴切面下 LGE 与非缺血性扩心病心律失常事件（彩图见彩插 7）

12. 晕厥史

最新《2017 年 ACC/AHA/HRS 晕厥指南》定义晕厥为由于短暂的全脑组织缺血所致的相对短暂性意识丧失的一类临床综合征，特点为发作迅速、短暂性、自限性且能够完全恢复意识。常见类型有迷走性晕厥、心源性晕厥、反射性晕厥等，其中心源性晕厥在老年患者中最为多见。最早 Framingham 研究就已经提示，晕厥史是重要的 SCD 危险因素之一。

CHD 患者发生晕厥原因多能明确，主要为心肌缺血或急性心肌梗死，尤其是下壁心肌梗死。下壁心肌缺血或梗死常激活迷走神经系统，引起迷走神经兴奋介导的血压反射，导致血压下降，发生晕厥。此外，急性心肌缺血诱发的高度房室传导阻滞或快速性心律失常（特别是阵发性单行性室速或非持续性多形性室速）也是导致晕厥的常见原因。超过 59 000 例急性冠脉综合征患者的 GRACE 研究显示，右冠状动脉闭塞患者中约 5.9% 发生过高度房室传导阻滞。而部分长期慢性缺血性心肌病患者，发生不能解释的晕厥可能与折返性室速相关，指南推荐可使用植入性心电监测系统或行电生理检查以明确晕厥原因。因此，CHD 晕厥的主要原因在于心肌缺血，血运重建的重要性不言而喻。

非缺血性心肌病患者晕厥史十分常见，被认为是非缺血性心肌病发生 SCD 的重要危险因素。欧洲心肌病注册研究显示，约 12.5% 的患者存在心律失常相关或心源性晕厥史。晕厥与此类患者发生 SCD 具有相关性。如 Fruhwald 等纳入 224 例非缺血性扩张型心肌病患者，分为晕厥组（23 例）和非晕厥组（201 例），两组基线 LVEF 无明显差异。随访却发现，晕厥组死亡患者约 83% 死于 SCD，而非晕厥组为 31.7%（P=0.025）。其次，Knight 等前瞻性纳入 14 例存在不明原因晕厥、电生理检查阴性并植入 ICD 的非缺血性扩张型心肌病患者，对照组设定为既往发生过 SCA 植入 ICD 的非缺血性扩张型心肌病患者 19 例。两组患者平均 LVEF 均＜ 30%。随访发现，两组在室性心律失常 ICD 恰当放电率上无显著差异。另外，肥厚型心肌病患者 15% ～ 25% 存在晕厥史。Spirito 等发现，对于新诊断 6 个月内的肥厚型心肌病患者，尤其是年轻患者，有晕厥史者其 SCD 发生风险是无晕厥史的 5 倍。同样的，致心律失常右室性心肌病也常有晕厥史，文献报道达 32%。然而，晕厥史与 SCD 的相关性却存在争议。Corrado 等发现，对植入 ICD 的致心律失常右室心肌病患者根据有无晕厥史进行分组。随访发现，两组 ICD 恰当放电率无显著差异。Bhonsale 等也发现，晕厥史无法预测致心律失常右室心肌病患者室性心律失常的发生。因此，指南提出，对于不明原因晕厥的 HCM 患者，推荐植入 ICD（Ⅱ a 类），但对于致心律失常右室心肌病患者，要求明确是室速引起的晕厥，才推荐植入 ICD（Ⅱ a 类）。

其他疾病方面，Louise 等连续随访了 342 例 BrS 患者，发现有晕厥史者高达 34%。研究显示晕厥史是 BrS 的重要危险因素之一，建议纳入危险分层系统。此外，文献报道，左室致密化不全患者约 5% 有晕厥史，但无临床证据支持其与 SCD 的发生存在相关性。

另外，晕厥发生次数与 SCD 的发生似乎也存在相关性。研究显示，多年内发生多次不明原因但无生命危险的晕厥事件，一般认为具有很低的 SCD 发生风险和死亡风险。尤其是无器质性心脏病患者，发生多次晕厥事件与致命性心律失常的发生似乎无明显相关性。如 Krol 等评估了 104 例不明原因晕厥的患者，行电生理检查将这些患者分为电生理检查阳性组（31 例）和阴性组（73 例）。研究发现，电生理检查阴性组者平均晕厥次数显著高于阳性组者（5.2 *vs.* 2.2，$P < 0.0001$），其中发生过 6 次以上晕厥史者电生理检查结果竟都为阴性。

综上，晕厥原因复杂，是重要的 SCD 发生预测因素之一，特别对于存在器质性心脏病患者。对于缺血性心脏病患者，考虑到晕厥原因多数情况下能明确，目前未开展相关研究评估其与 SCD 发生的相关性。而对于非缺血性心肌病患者，晕厥史与 SCD 的发生高度相关，尤其对于肥厚型心肌病患者。此外，对于不明原因晕厥患者，尽管电生理检查能筛选出高危 SCD 患者，但因其有创性、操作复杂制约了临床普及应用，而新进开展的植入式心电记录装置安全性和可靠性好，指南推荐用于反复发作而原因不明的晕厥患者，能够实时监测并发现其中高危 SCD 风险的患者。

13. T 波电交替

T 波电交替（T-wave alternans，TWA）是指在规整心律时，体表心电图上 T 波形态、极性和振幅的逐步交替变化，而不伴 QRS 波形态和心动周期的明显改变，是心脏电活动不稳定的标志之一（图 9）。发生机制可能与心肌细胞复极不一致及心肌细胞离子通道障碍有关。TWA 通常仅为微伏级（mcV），故又称为微伏级电交替（Microvolt T-wave alternans，MTWA）。TWA 具有心律依赖的特点，能通过动态心电图观察到该自发改变的现象。近些年针对 TWA 开展了多项研究并发现，无论器质性心脏病的类型（缺血性或非缺血性）或左室功能不全的严重程度，TWA 在恶性心律失常预测方面都具有很高的价值。

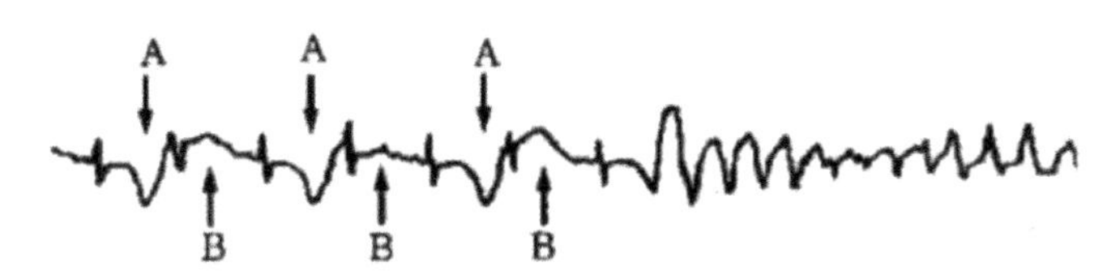

图 9　T 波电交替：室速发作前可见到 T 波交替变化的现象

尽管最早 SCD-HeFT 研究并未发现 TWA 阳性能够增加缺血性心脏病心力衰竭患者心律失常事件的发生风险。而后续开展的 REFINE 研究发现，TWA 具有独立预测陈旧性心肌梗死患者发生致命心律失常的作用。其次，ABCD 研究纳入了 566 例有 ICD 植入指征的缺血性心肌病患者，术前均接受心内电生理检查和

TWA，平均随访 1.9 年发现，TWA 阳性与电生理检查阳性在预测缺血性心肌病患者发生 SCD 上价值相当，研究者建议运用无创的 TWA 检测评估缺血性心肌病患者发生 SCD 的风险。再次，Sulimov 等开展的研究入选了 111 例既往 60 天发生过心肌梗死的患者，行 24 小时动态心电图评价患者的 MTWA，主要终点设定为 SCD。随访 12 个月发现，发生 SCD 的患者其 MTWA 值显著高于未发生过 SCD 的患者 [92（72；213）mcV *vs.* 74（65；86）mcV，*P*=0.004]。研究者还发现，心肌梗死患者心率在 100 次 / 分时，MTVA 如果＞ 53.5mcV 具有 5 倍的 SCD 发生风险。

对于非缺血性心肌病，TWA 同样具有预测价值。ALPHA 研究入选了 446 例 NYHA Ⅱ～Ⅲ级、LVEF ≤ 40% 的非缺血性心肌病患者，随访 18 ～ 24 个月监测心电结果发现，TWA 阳性者比例占 65%，其发生心律失常死亡风险是阴性者的 5.53 倍。另外，Pezawas 等开展的一项前瞻性单盲观察对照研究入选了 60 例 LVEF ≤ 50% 和 30 例 LVEF ＞ 50% 的扩张型心肌病患者，中位随访 7 年发现，LVEF 的下降预测扩张型心肌病患者发生致命室性心动过速作用有限，而 MTWA 异常却有 5.37 倍的致命性恶性心律失常发生风险。此外，共纳入 45 项非缺血性心肌病研究的荟萃分析显示，异常 TWA 与更多心律失常事件发生明显相关。

综上，充分证据支持 TWA 作为预测心律失常事件的重要因素，尤其是在缺血性心脏病上具有较高的预测价值。另外，考虑到非缺血性心肌病在植入 ICD 一级预防证据方面略欠缺于缺血性

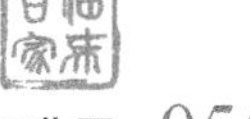

心肌病，有学者建议，尽管缺乏随机对照研究的证据支持，对于 LVEF ≤ 35%，怀疑植入 ICD 获益可能较低的非缺血性心肌病患者，推荐检测 MTWA 以评估 SCD 的发生风险。MTWA 或许有望成为预测 SCD 发生风险的重要指标。

14. 非持续性室性心动过速

非持续性室性心动过速（Non-Sustained Ventricular Tachycardia，NSVT）通常指频率＞ 100 次 / 分，持续时间＜ 30s 的单形性室性心动过速（Ventricular Tachycardia，VT），可见于健康人。尽管 Framingham 研究显示健康人，尤其是左室肥厚的健康人如果合并 NSVT，提示死亡率会升高，但无确切证据支持 NSVT 能够预测健康人发生 SCD 的风险。

缺血性心肌病方面，对于非 ST 段抬高急性冠脉综合征的患者，18% ～ 25% 的患者在入院 2 ～ 9 天内能检测到 NSVT。MERLIN-TIMI36 研究显示，如果入院 48 小时后出现 NSVT 提示具有 2 倍以上的 SCD 发生风险。而对于急性心肌梗死的患者，入院首个 24 小时可见 45% ～ 75% 的患者发生 NSVT。DANAMI-2 研究纳入 2130 例急性心肌梗死存活的患者发现，NSVT 具有预测 SCD 的作用只对于合并 LVEF ＞ 35% 的患者。另外 CARISMA 研究显示，心肌梗死后患者最常见的室性心律失常是 NSVT，但多因素分析显示 NSVT 与 2 年内发生 SCD 并无相关性。陈旧性心肌梗死患者如果接受了再灌注治疗或使用 β-

受体阻滞剂，NSVT 亦无独立预后价值。

非缺血性心肌病患者中 NSVT 发生率在 30% ～ 79%，NSVT 能否独立预测该类患者 SCD 风险也缺乏循证依据。既往 MACS 研究发现，NVST 独立预测非缺血性心肌病患者远期心律失常死亡风险无统计学相关性，但结合 LVEF ＜ 30% 提示具有 8 倍的心律失常死亡风险。Wang 等研究发现，NSVT 能够独立预测肥厚型心肌病患者发生 ICD 能治疗的室性心律失常，特别是频率很快（频率＞ 200 次 / 分）、持续较长（连续 7 个室早）及发作频率较多的 NSVT 具有较高的预测价值。此外，一项荟萃分析显示，对于非缺血性心力衰竭患者，NSVT 结合 LVEF 及其他指标能够筛选出具有高危 SCD 风险的患者。但有学者发现，特殊类型的 NSVT 似乎具有独立预测价值。如快频率（Rapid-Rate）NSVT（RR-NSVT）是指 ICD 询问时对于监测到既往发作过频率达到抗心动过速（Anti-tachycardia pacing，ATP）治疗或 shock 治疗区但脉冲发生器在发放治疗前自行终止的 NSVT。SCD-HeFT 一项回顾性研究发现，RR-NSVT 能够独立预测非缺血性心肌病心力衰竭患者 ICD 恰当治疗和全因死亡风险。此外，Grimm 等开展的一项研究旨在评价扩张型心肌病患者 NSVT 的连续室早数量与主要心律失常事件的关系，结果显示，NSVT 发作时连续室早数量与心律失常风险呈正相关。未发生 NSVT 者，每年仅有 2% 的恶性心律失常风险，NSVT 的室早数量在 5 ～ 9 次者，每年约 5% 的相关风险，而室早数量达到或超过 10 次者，该风险数值每年达 10%。

综上，尽管 NSVT 具有预后价值，但独立预测器质性心脏病或健康人发生 SCD 的作用目前尚不能明确。对于 NSVT 建议结合其他高危因素指标（如 LVEF）预测器质性心脏病患者发生 SCD 证据更为充分，而部分特殊类型的 NSVT（如 RR-NSVT）可能具有独立预测价值，需要进一步研究的证实。

15. 异常 QRS 波

QRS 波是心电图上反映心室除极的波形。健康人或器质性心脏病患者其 QRS 波可能发生改变。如产生碎裂 QRS 波、QRS 波间期延长、QRS 波类本位曲折时间延长等等。由于 QRS 波具有测量简单、容易获得等优点，在预测 SCD 发生上近年来越来越受到国内、外学者的关注。

碎裂 QRS 波（图 10）定义为标准 12 导联心电图至少两个连续导联的 QRS 波群上存在≥ 2 个 R 波（即至少一个 R’波）或 R 波顶部 /S 波底部出现顿挫波，可见于各种病因的心肌病、心脏离子通道病（如 Brugada 综合征）等，目前认为是心室肌发生过梗死或纤维瘢痕导致心室电激动不同步而产生的。作为一项无创心电指标，多个研究已经证实了碎裂 QRS 波与器质性心脏病患者 SCD 的发生具有一定的相关性。

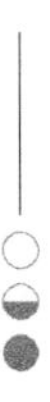

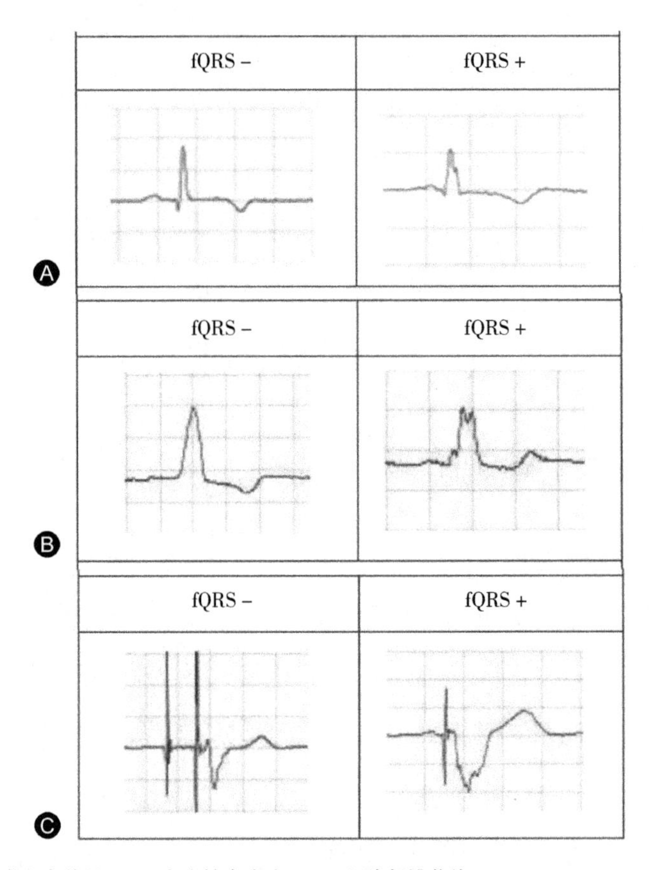

注：A：正常心室传导；B：完全性左束支；C：心脏起搏节律。

图 10　不同情况下正常 QRS 波与碎裂 QRS 波的对比（彩图见彩插 8）

约 1/3 的冠心病心肌梗死患者心电图上可显示碎裂 QRS 波，多见于下壁导联。MADIT- Ⅱ子研究显示，对于陈旧性心肌梗死伴有 LVEF 降低植入 ICD 的患者，碎裂 QRS 波对 SCD 及 ICD 恰当治疗有预测作用。另外还发现，下壁导联 QRS 波合并完全性左束支阻滞的患者 SCD 发生风险比没有者高 4.24 倍。Vandenberk 等纳入因 LVEF ＜ 35% 植入 ICD 一级预防的患者 407

例，其中缺血性病因占52.8%。根据有无碎裂QRS波及所处导联位置进行分组。平均随访（4.2±3.3）年发现，下壁导联存在碎裂QRS波能独立预测近期发生ICD恰当放电，而前壁和侧壁导联碎裂QRS波未发现此预测价值。然而，Lorgis等前瞻性入选307例急性心肌梗死的患者，以入院心电图是否存在碎裂QRS波分为两组进行观察，研究终点设定为主要心血管事件（全因死亡、室性心律失常事件发生、心力衰竭住院及非致命心肌梗死再发）。随访2年后结果显示，尽管有碎裂QRS波组在全因死亡和非致命心肌梗死再发上明显高于无碎裂QRS波组，但两组在室性心律失常发生方面却无显著差异。

碎裂QRS似乎在预测非缺血性心肌病上更有价值。Sha等入选128例LVEF≤40%的特发性扩张型心肌病患者。根据基线心电图有无碎裂QRS波进行分组。随访发现，碎裂QRS波是患者心律失常事件发生强有力的预测因素。另外，共纳入6088例非缺血性心肌病患者的荟萃分析发现，碎裂QRS波与患者发生SCD风险高度相关。其次，Cetin等发现，心电图显示碎裂QRS波的心肌致密化不全患者有着更高的恶性心律失常事件发生。再次，Kang等开展的一项研究连续入选273例确诊为肥厚型心肌病的患者，以心电图是否存在碎裂QRS波分为2组，观察终点设定为室性心律失常事件。平均随访6.3年显示，有碎裂QRS波的肥厚型心肌病患者较没有者其室性心律失常发生风险高达6.17倍，调整其他危险因素后仍然显示，碎裂QRS波具有独立预测肥厚型心肌病发生室性心律失常事件的价值。

另外，Morita 等针对碎裂 QRS 波预测 Brugada 综合征发生 SCD 风险的一项研究显示，下壁导联（Ⅱ、Ⅲ、avF）、侧壁导联（Ⅰ、avL、V_5、V_6）和右室流出道导联（V_1 ～ V_2）显示碎裂 QRS 波具有很高的室颤发生风险。

而 QRS 波间期延长是室内传导阻滞的标志。Dao 等发现，QRS 间期延长与儿童扩张型心肌病严重室性心律失常的发生存在明显相关性。另外，类本位曲折又称为室壁激动时间，是指从 QRS 波起点到 R 波或 R’波顶点向基线做垂线的交点之间的时间。Oregon Sudden Unexpected Death 社区研究以社区健康人心电图 V_5 ～ V_6 导联≥ 0.05 秒定义为 QRS 波类本位曲折时间延长。随访发现，类本位曲折时间延长可独立预测健康人发生 SCA 的风险。

综上，对于不同疾病，不同类型的异常 QRS 波预测价值不一。目前关于异常 QRS 波对 SCD 预测方面的研究存在一定的局限性，建议联合多个指标综合评估 SCD 的发生风险。

16. 心内电生理检查

心内电生理检查（electrophysiological study，EPS）是通过心房和心室的刺激诱发心律失常，通过直接记录心腔内电图揭示心律失常的机制及与临床症状或疾病之间的关系。EPS 有助于评价心脏传导系统功能并发现有临床意义的心律失常及其特性（心

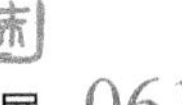

律失常的易诱发性及其机制、频率和血流动力学后果），明确是否有 ICD 的植入指征，指导抗心律失常药物的选择等。

对于缺血性心脏病，EPS 检查诱发出室性心律失常能够明确患者具有很高的 SCD 发生风险。Buxton 发现，对于存在无症状非持续性室性心动过速，LVEF ≤ 40% 的 CHD 患者，行 EPS 诱发出室性心动过速阳性者发生 SCD 或 SCA 的风险明显高于阴性者。此外，MUSTT 亚组研究发现，对于 CHD 患者，LVEF 减低和 EPS 诱发出室性心动过速阳性均提示具有较高的死亡率。但 LVEF 并不能预测死亡类型，而 EPS 阳性能高度预测室性心律失常相关死亡，尤其是对于 LVEF ＞ 30% 的患者。另外 James 等开展的一项研究发现，EPS 预测心肌梗死患者主要心血管事件（包括 SCD）发生风险的敏感性为 61.6%，特异性为 84.1%，明显高于 LVEF、心电图等其他预测指标。

有关 EPS 预测非缺血性心肌病患者发生 SCD 风险的研究较少，且预测价值存在争议。最早 Chen 等纳入 102 例非缺血性扩张型心肌病患者的研究发现，EPS 诱发出室性心律失常与远期 SCD 的发生并无相关性。另外，Brembilla-Perrot 等开展的一项前瞻性研究也观察到，非缺血性心肌病患者 EPS 阳性没有预测 SCD 的价值。而 DEFINITE 亚组研究显示，非缺血性心肌病患者中 EPS 诱发出室性心动过速的比例很低，仅为 14%。中位随访 (29 ± 14) 个月发现，EPS 阳性患者中有 34% 发生室性心律失常。相比之下，阴性患者有 12% 的室性心律失常发生率（P=0.014）。

所以研究者认为，EPS 可以作为非缺血性心肌病 SCD 的危险分层指标。

Bhandari 等开展了一项对照研究，选取 15 例有晕厥或 SCA 史的长 QT 综合征患者，另外选取 11 例 QT 间期正常的有晕厥或 SCA 史的患者作为对照组，两组均接受 EPS 检查。结果发现，EPS 检查对于诊断长 QT 综合征及预测 SCD 的发生价值有限。另外，Mahida 等纳入 81 例早期复极综合征患者的研究发现，EPS 亦无危险分层价值。

目前，临床上心内电生理检查常规用于不明原因晕厥等猝死高危患者诊断及危险性评价（表 5），尤其是缺血性心肌病患者，70% ～ 80% 的患者可诱发出室性心律失常，包括单形室速、多形室速或室颤，其中 36% ～ 51% 的患者可诱发出单形室速。而非缺血性心肌病患者诱发出临床室性心律失常的机会较缺血性心肌病低，因此其预测 SCD 风险的价值有限。考虑到对于 LVEF ＞ 35%，EPS 阴性具有较高的 SCD 阴性预测价值。有学者推荐可用于预测有高危 SCD 发生风险、LVEF ＞ 35% 的非缺血性心肌病患者。《2017 年 ACC/AHA/HRS 关于室性心律失常及 SCD 指南》中也提到，对于有晕厥或室性心律失常症状但无 ICD 一级预防植入指征的缺血性心肌病、非缺血性心肌病和成人先天性心脏病患者，推荐行 EPS 以评估持续室性心律失常的发生风险（Ⅱ a）。离子通道病行电生理检查价值目前尚不清楚。

表 5 对心搏骤停幸存者心电生理检查未诱发的 VT/VF 者应考虑到的情况

急性心肌梗死或缺血性心搏骤停
缓慢性心律失常
冠状动脉痉挛
血管迷走性晕厥
QT 延长综合征
肥厚型心肌病
代谢性异常
中毒
呼吸衰竭
预激综合征－心房颤动（经旁路下传）
抗心律失常药引起的 VT/VF（致心律失常作用）

17. 其他预测因素研究进展

（1）高危 SCD 发生风险的突变基因

非缺血性心肌病患者多有家族猝死史。心肌病注册研究显示，约 22.1% 患者有家族史，提示基因突变在 SCD 发生中可能扮演着重要角色。例如，有家族史的扩张型心肌病患者常见编码核纤层蛋白 A 和 C 的常染色体 *LMNA* 基因和受磷蛋白基因 *PLN* 发生突变。欧洲开展的一项入选 269 例 *LMNA* 突变的非缺血性扩张型心肌病患者的队列研究，中位随访 43 个月发现，18% 的患者发生了首次恶性心律失常事件，提示该突变基因可能存在恶性心律失常发生的高风险。最新的一项荟萃分析显示，具有 *LMNA*

突变基因的扩张型心肌病患者室性心律失常发生率达 50%，*PLN* 突变的患者该发生率也高达 43%。而肥厚型心肌病编码肌小节蛋白的 *MYH7* 和 *MYBPC3* 基因早期突变也提示这类患者有很高的 SCD 发生风险。致心律失常右室心肌病 *PKP2* 基因突变使细胞桥粒病变并导致纤维脂肪心肌瘢痕的产生，是此类患者发生致命性心律失常的重要机制之一。其他如 BrS、家族性 LQTS、离子通道病等遗传性心律失常疾病，多项研究证实了部分突变基因具有很好的 SCD 发生风险。如 *SCN5A* 基因突变已被确认为 BrS 的主要致病原因。筛查高危基因具有很好的临床预测 SCD 发生风险并尽早干预的价值。

当前，二代基因测序技术（Next-generation sequencing，NGS）能够很好地检测出突变基因。有关基因突变与 SCD 发生风险的研究前景广阔，未来期望开展多个前瞻性研究以揭示两者之间的确切价值。

（2）心率变异性

心率变异性（Heart Rate Variability，HRV）定义为窦性心率快、慢变化与差异，是评价心脏交感神经和迷走神经张力的一种无创性指标。HRV 检测可通过时域指标、频率域指数和非线性分析法等，受呼吸运动周期的影响。其中，时域指标 SDNN（standard deviation of all normal to normal RR intervals，SDNN）是正常窦律 RR 间期的标准差，是临床上最常用和最易理解的 HRV 检测指标。临床上应用 HRV 时，要求患者必须为窦性心律，同时需排除呼吸周期和身体活动的干扰。有实验研究证实，交感性张力增高使发生室颤的阈值降低，而迷走性张力对心脏有保护作用，使发生室颤的阈值升高。若心率变异性减低常常提示交感张力增加和（或）迷走神经张力减低，在某种程度上提示患者发生心律失常事件的危险性增加。

冠心病心肌梗死和心力衰竭患者明显存在体内交感神经的过度激活。ATRAMI 研究显示，心肌梗死患者 HRV 降低是强烈预测 SCD 的因素之一。而 Huikuri 等发现，在临床广泛应用 β-受体阻滞剂的今天，自主神经标志物如 HRV 并没有预测心肌梗死患者 SCD 的作用，因为 β- 受体阻滞剂对自主神经的影响非常明显。同时他指出，ATRAMI 研究的阳性发现是因为该研究对象 β- 受体阻滞剂的应用率仅为 20%。而对于心力衰竭患者，La Rovere 等开展的一项 HRV 与心力衰竭患者 SCD 发生相关性的研究显示，校正呼吸运动周期影响后，短期 HRV 降低可独立预测慢性心力衰竭患者 SCD 的发生风险。但纳入 6088 例非缺血性心肌病的荟萃分析并没有发现 HRV 与 SCD 的发生具有显著相关性。因此，关于 HRV 应用于临床预测 SCD 的发生学界意见不一，需要更多的临床依据才能作出定论。

（3）血浆生化标志物

血浆生物标志物如炎症标志物 C- 反应蛋白（C-reactive protein，CRP）、利钠肽等是临床上用于评估心血管事件十分重要的工具。但是在预测 SCD 的发生上尚有争议。如 CRP 作为一种急性时相反应物，是急性炎症的标志物之一，更为敏感的高敏CRP（high-sensitive C-reactive protein，hs-CRP）在临床起病早期就能够被检测出来。Physicians Health 研究显示，校正其他因素后 CRP 水平能够独立预测健康男性发生 SCD 的风险，提示 CRP 似乎可用于发现那些表面上健康但其实长期存在较高 SCD 发生风险的男性。这是首个评价 CRP 与 SCD 终点事件的临床研究。但遗憾的是，后续 Korngold 等开展的一项大型前瞻性队列研究并未发现 hs-CRP 与 SCD 的发生存在相关性。另外，血浆利钠肽（Brain Natriuretic Peptide，BNP）及其前体 NT-proBNP（N-terminal pro Brain Natriuretic Peptide，NT-proBNP）主要是心室容量负荷过重引起心室肌细胞分泌的一种生物活性物质，是公认的预测心力衰竭患者死亡的重要生物标志物之一。中位随访 12.5 年的 Cardiovascular Healthy 研究显示，对于社区老年人，NT-proBNP 水平的升高与 SCD 的发生具有强烈相关性。Blangy 等开展的一项纳入 121 例植入 ICD 心肌梗死患者的研究显示，升高的 BNP 与室速发生具有相关性。因此，BNP 或 NT-proBNP 似乎有望成为 SCD 发生的预测因素之一。

（4）小结

一般人群中 SCD 的年发生率低于 2%，因而关于 SCD 的危险分层主要针对有器质性心脏病，特别是有心肌梗死或心力衰竭的患者。传统心电图指标预测 SCD 发生风险缺乏循证依据，EPS 检查毕竟为有创性检查，仅依靠指南推荐的晕厥、LVEF 等指标作为判断植入 ICD 的标准已满足不了临床需要，而评估心肌纤维化的心脏核磁 LGE 扫描技术、TWA 检测和基因测序方式已被临床研究证实了其预测价值，预示了良好的应用前景（表 6）。在更新的《2014 年 ESC 肥厚型心肌病诊断与治疗指南》中已经提出了计算 HCM 患者 5 年内 SCD 发生风险的评估模型——HCM Risk-SCD，该联合多个指标的评估模型已被证实具有很好预测 SCD 的价值。因此，如何对不同病因的患者进行危险分层、筛选出高危 SCD 风险的患者是目前指南和临床所面临的重大挑战。正在进行的由阜外医院张澍教授牵头的 IMPROVE-SCA 研究或许已经提示我们，合理运用多个指标个体化评估猝死和其他死亡风险，建立新的猝死风险模型并通过临床研究证实是未来的方向。

表 6　高危因素的小结

明确的高危因素	可能的高危因素
LVEF ≤ 35%	MTWA 阳性
晕厥史	快频率且 NSVT 连续室早≥ 10
MRI 显示纤维化	碎裂 QRS 波
突变的基因	HRV 降低
EPS 阳性 SPECT/PET 显示纤维化	血浆生物标志物

参考文献

1. John RM1，Tedrow UB，Koplan BA，et al. Ventricular arrhythmias and sudden cardiac death. Lancet，2012，380（9852）：1520-1529.

2. Nichol G，Thomas E，Callaway CW，et al. Regional variation in out-of-hospital cardiac arrest incidence and outcome. JAMA，2008，300（12）：1423-1431.

3. Deyell MW，Krahn AD，Goldberger JJ. Sudden cardiac death risk stratification. Circ Res，2015，116（12）：1907-1918.

4. Tracy CM，Epstein AE，Darbar D，et al. 2012 ACCF/AHA/HRS focused update of the 2008 guidelines for device-based therapy of cardiac rhythm abnormalities：a report of the American College of Cardiology Foundation/American Heart Association Task Force on Practice Guidelines and the Heart Rhythm Society. Journal of American College of Cardiology，2012，126（14）：1784-1800.

5. Grimm W，Christ M，Bach J . Noninvasive arrhythmia risk stratification in idiopathic dilated cardiomyopathy results of the Marburg cardiomyopathy study. Acc Current Journal Review，2004，13（4）：34-34.

6. Fan X，Hua W，Xu Y，et al. Incidence and predictors of sudden cardiac death in patients with reduced left ventricular ejection fraction after myocardial infarction in an era of revascularisation. Heart，2014，100（16）：1242-1249.

7. Zhang Y，Guallar E，Blasco-Colmenares E，et al. Changes in follow-up left ventricular ejection fraction associated with outcomes in primary prevention implantable cardioverter-defibrillator and cardiac resynchronization therapy device recipients. Journal of the American College of Cardiology，2015，66（5）：524.

8. Kusumoto F M，Calkins H，Boehmer J，et al. HRS/ACC/AHA expert consensus statement on the use of implantable cardioverter-defibrillator therapy in patients who are not included or not well represented in clinical trials.Journal of the American College of Cardiology，2014，64（11）：1143-1177.

9. Buxton AE，Lee KL，Hafley GE，et al. Limitations of ejection fraction for prediction of sudden death risk in patients with coronary artery disease. Journal of the American College of Cardiology，2007，50（12）：1150-1157.

10. Aro A L，Reinier K，Rusinaru C，et al. Electrical risk score beyond the left ventricular ejection fraction：prediction of sudden cardiac death in the Oregon Sudden Unexpected Death Study and the Atherosclerosis Risk in Communities Study. European Heart Journal，2017，38（40）：3017-3025.

11. Ruder MA.A comparison of antiarrhythmic-drug therapy with implantable defibrillators in patients resuscitated from near-fatal ventricular arrhythmias. N Engl J Med，1997，337（22）：1576.

12. Connolly SJ，Gent M，Roberts RS，et al. Canadian implantable defibrillator study（CIDS）：a randomized trial of the implantable cardioverter defibrillator against amiodarone. Circulation，2000，101（11）：1297-1302.

13. Kuck KH，Cappato R，Siebels J，et al. A randomized comparison of antiarrhythmic drug therapy with implantable defibrillators in patients resuscitated from cardiac arrest：the Cardiac Arrest Study Hamburg（CASH）. Cardiac Electrophysiology Review，2000，4（2）：166-169.

14. Iles L，Pfluger H，Lefkovits L，et al. Myocardial fibrosis predicts appropriate

device therapy in patients with implantable cardioverter-defibrillators for primary prevention of sudden cardiac death. Journal of the American College of Cardiology, 2011, 57（7）：821-828.

15. Weintraub RG, Semsarian C, Macdonald P. Dilated cardiomyopathy. Lancet, 2017, 390（10092）：400-414.

16. Moon JCC, Reed E, Sheppard MN, et al. The histologic basis of late gadolinium enhancement cardiovascular magnetic resonance in hypertrophic cardiomyopathy. Journal of the American College of Cardiology, 2004, 43（12）：2260-2264.

17. Lo R, Hsia HH. Ventricular arrhythmias in heart failure patients. Cardiology Clinics, 2008, 26（3）：381-403.

18. Dorbala S, Hachamovitch R, Curillova Z, et al. Incremental prognostic value of gated Rb-82 positron emission tomography myocardial perfusion imaging over clinical variables and rest LVEF.Jacc Cardiovasc Imaging, 2009, 2（7）：846-854.

19. Scott PA, Rosengarten JA, Curzen NP, et al. Late gadolinium enhancement cardiac magnetic resonance imaging for the prediction of ventricular tachyarrhythmic events：a meta-analysis. European Journal of Heart Failure, 2013, 15（9）：1019-1027.

20. Cooper LT, Baughman KL, Feldman AM, et al. The role of endomyocardial biopsy in the management of cardiovascular disease：a scientific statement from the American Heart Association, the American College of Cardiology, and the European Society of Cardiology. Circulation, 2007, 116（19）：2216-2233.

21. Perez-David E, Arenal A, Rubio-Guivernau JL, et al. Noninvasive identification of ventricular tachycardia-related conducting channels using contrast-enhanced magnetic resonance imaging in patients with chronic myocardial infarction: comparison of signal intensity scar mapping and endocardial voltage mapping. Journal of the American College of Cardiology, 2011, 57 (2): 184.

22. Roes SD, Borleffs CJ, Rj VDG, et al. Infarct tissue heterogeneity assessed with contrast-enhanced MRI predicts spontaneous ventricular arrhythmia in patients with ischemic cardiomyopathy and implantable cardioverter-defibrillator.Circ Cardiovasc Imaging, 2009, 2 (3): 183-190.

23. Di MA, Anguera I, Schmitt M, et al. Late gadolinium enhancement and the risk for ventricular arrhythmias or sudden death in dilated cardiomyopathy: systematic review and meta-analysis.Jacc Heart Failure, 2016, 5 (1): 28-38.

24. Gulati A, Jabbour A, Ismail T F, et al. Association of fibrosis with mortality and sudden cardiac death in patients with nonischemic dilated cardiomyopathy. JAMA, 2013, 309 (9): 896-908.

25. Halliday BP, Cleland JGF, Goldberger JJ, et al. Personalizing risk stratification for sudden death in dilated cardiomyopathy. Circulation, 2017, 136 (2): 215-231.

26. Chimura M, Kiuchi K, Okajima K, et al. Distribution of ventricular fibrosis associated with life threatening ventricular tachyarrhythmias in patients with nonishcemic dilated cardiomyopathy.Journal of Cardiovascular Electrophysiology, 2015, 26 (11): 1239-1246.

27. Shen WK，Sheldon RS，Benditt DG，et al. 2017 ACC/AHA/HRS Guideline for the evaluation and management of patients with syncope：executive summary：a report of the American College of Cardiology/American Heart Association task force on clinical practice guidelines，and the heart rhythm society. Journal of the American College of Cardiology，2016，13（4）：e27-e115.

28. Soteriades ES，Evans JC，Larson MG，et al. Incidence and prognosis of syncope. New England Journal of Medicine，2002，347（12）：878.

29. Singh SM，Fitzgerald G，Yan AT，et al. High-grade atrioventricular block in acute coronary syndromes：insights from the Global Registry of Acute Coronary Events. European Heart Journal，2015，36（16）：976-983.

30. Pimentel M，Rohde LE，Zimerman A，et al. Sudden cardiac death markers in non-ischemic cardiomyopathy. Journal of Electrocardiology，2016，49（3）：446-451.

31. Elliott P，Charron P，Blanes JR，et al. European cardiomyopathy pilot registry：EUR observational research programme of the European Society of Cardiology. European Heart Journal，2016，37（2）：164.

32. Fruhwald FM，Eber BM，Zweiker R，et al. Syncope in dilated cardiomyopathy is a predictor of sudden cardiac death. Cardiology，1996，87（3）：177-180.

33. Knight BP，Goyal R，Pelosi F，et al. Outcome of patients with nonischemic dilated cardiomyopathy and unexplained syncope treated with an implantable defibrillator. Journal of the American College of Cardiology，1999，33（7）：1964-1970.

34. Spirito P，Autore C，Rapezzi C，et al. Syncope and risk of sudden death in hypertrophic cardiomyopathy. Circulation，2009，119（13）：1703-1710.

35. Corrado D.Implantable cardioverter-defibrillator therapy for prevention of sudden death in patients with arrhythmogenic right ventricular cardiomyopathy/dysplasia. Circulation，2003，108（25）：3084-3091.

36. Bhonsale A，James CA，Tichnell C，et al. Incidence and predictors of implantable cardioverter-defibrillator therapy in patients with arrhythmogenic right ventricular dysplasia/cardiomyopathy undergoing implantable cardioverter-defibrillator implantation for primary prevention. Journal of the American College of Cardiology，2011，58（14）：1485-1496.

37. Pablo JF，García D，Valverde I，et al. Role of syncope in predicting adverse outcomes in patients with suspected Brugada syndrome undergoing standardized flecainide testing. Europace ：European pacing，arrhythmias，and cardiac electrophysiology ：journal of the working groups on cardiac pacing，arrhythmias，and cardiac cellular electrophysiology of the European Society of Cardiology，2017.

38. Brescia ST，Rossano JW，Pignatelli R，et al. Mortality and sudden death in pediatric left ventricular noncompaction in a tertiary referral center clinical perspective. Circulation，2013，127（22）：2202-2208.

39. Krol RB，Morady F，Flaker GC，et al. Electrophysiologic testing in patients with unexplained syncope：clinical and noninvasive predictors of outcome. Journal of the American College of Cardiology，1987，10（2）：358-363.

40. Pürerfellner H，Sanders P，Pokushalov E，et al. Miniaturized reveal LINQ insertable cardiac monitoring system：first-in-human experience. Heart Rhythm，2015，12（6）：1113.

41. ulimov V，Okisheva E，Tsaregorodtsev D. Non-invasive risk stratification for sudden cardiac death by heart rate turbulence and microvolt T-wave alternans in patients after myocardial infarction. Europace，2012，14（12）：1786-1792.

42. Gold MR，Ip JH，Costantini O，et al. The Role of microvolt T-wave alternans to assess arrhythmia vulnerability among patients with heart failure and systolic dysfunction：primary results from the TWA SCD-HeFT substudy. Circulation，2008，118（20）：2022.

43. Exner D，Kavanagh K，Slawnych ML，et al. Noninvasive risk assessment early after a myocardial infarction the REFINE study. Journal of the American College of Cardiology，2007，50（24）：2275.

44. Costantini O，Hohnloser SH，Kirk MM，et al. The ABCD（Alternans Before Cardioverter Defibrillator）trial. Journal of the American College of Cardiology，2009，53（6）：471-479.

45. Sulimov V，Okisheva E，Tsaregorodtsev D. Non-invasive risk stratification for sudden cardiac death by heart rate turbulence and microvolt T-wave alternans in patients after myocardial infarction. Europace，2012，14（12）：1786-1792.

46. Salernouriarte JA，De Ferrari GM，Klersy C，et al. Prognostic value of T-wave alternans in patients with heart failure due to nonischemic cardiomyopathy：results of the ALPHA study. Journal of the American College of Cardiology，2007，50（19）：1896-1904.

47. Pezawas T，Diedrich A，Winker R，et al. Multiple autonomic and repolarization investigation of sudden cardiac death in dilated cardiomyopathy and

Controls. Circulation：Arrhythmia and Electrophysiology，2014，7（6）：1101-1108.

48. Goldberger JJ，Suba ius H，Patel T，et al. Sudden cardiac death risk stratification in patients with nonischemic dilated cardiomyopathy. Journal of the American College of Cardiology，2014，63（18）：1879.

49. Hohnloser SH，Cohen RJ. Microvolt T-wave alternans testing provides a reliable means of guiding anti-arrhythmic therapy. American Heart Journal，2012，164（4）：e7.

50. Katritsis DG，Zareba W，Camm AJ. Nonsustained ventricular tachycardia. Journal of the American College of Cardiology，2012，60（20）：1993-2004.

51. Scirica BM，Braunwald E，Belardinelli L，et al. Relationship between nonsustained ventricular tachycardia after non-ST-elevation acute coronary syndrome and sudden cardiac death：observations from the metabolic efficiency with ranolazine for less ischemia in non-ST-elevation acute coronary syndrome-thro. Circulation，2010，122（5）：455.

52. Mäkikallio TH，Barthel P，Schneider R，et al. Prediction of sudden cardiac death after acute myocardial infarction：role of Holter monitoring in the modern treatment era.European Heart Journal，2005，26（8）：762.

53. Thomsen PEB，Jons C，Raatikainen MJP，et al. Long-term recording of cardiac arrhythmias with an implantable cardiac monitor in patients with reduced ejection fraction after acute myocardial infarction The Cardiac Arrhythmias and Risk Stratification After Acute Myocardial Infarction（CARISMA）Study. Circulation，2010，122（13）：1258-1264.

54. de Sousa MR，Morillo CA，Rabelo FT，et al. Non-sustained ventricular

tachycardia as a predictor of sudden cardiac death in patients with left ventricular dysfunction：a meta-analysis. European Journal of Heart Failure，2008，10（10）：1007-1014.

55. Chen J，Johnson G，Hellkamp AS，et al. Rapid-rate nonsustained ventricular tachycardia found on implantable cardioverter-defibrillator interrogation. Journal of the American College of Cardiology，2013，61（21）：2161-2168.

56. Grimm W，Christ M，Maisch B. Long runs of non-sustained ventricular tachycardia on 24-hour ambulatory electrocardiogram predict major arrhythmic events in patients with idiopathic dilated cardiomyopathy. Pacing & Clinical Electrophysiology，2005，28（1）：207-210.

57. Rosengarten JA，Scott PA，Morgan JM. Fragmented QRS for the prediction of sudden cardiac death：a meta-analysis. Europace，2015，17（6）：969-977.

58. Vandenberk B，Robyns T，Goovaerts G，et al. Inferior and anterior QRS fragmentation have different prognostic value in patients who received an implantable defibrillator in primary prevention of sudden cardiac death. International Journal of Cardiology，2017，243：223-228.

59. Brenyo A，Pietrasik G，Barsheshet A，et al. QRS fragmentation and the risk of sudden cardiac death in MADIT Ⅱ. Journal of Cardiovascular Electrophysiology，2012，23（12）：1343-1348.

60. Lorgis L，Jourda F，Hachet O，et al. Prognostic value of fragmented QRS on a 12-lead ECG in patients with acute myocardial infarction. Heart & Lung，2013，42（5）：326-331.

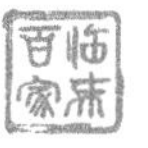

61. Sha J，Zhang S，Tang M，et al. Fragmented QRS is associated with all-cause mortality and ventricular arrhythmias in patient with idiopathic dilated cardiomyopathy. Annals of Noninvasive Electrocardiology，2011，16（3）：270-275.

62. Cetin MS，Ozcan Cetin EH，Canpolat U，et al. Usefulness of fragmented QRS complex to predict arrhythmic events and cardiovascular mortality in patients with noncompaction cardiomyopathy. The American Journal of Cardiology，2016，117（9）：1516-1523.

63. Kang KW，Janardhan AH，Jung KT，et al. Fragmented QRS as a candidate marker for high-risk assessment in hypertrophic cardiomyopathy. Heart Rhythm the Official Journal of the Heart Rhythm Society，2014，11（8）：1433-1440.

64. Morita H，Kusano KF，Miura D，et al. Fragmented QRS as a marker of conduction abnormality and a predictor of prognosis of Brugada syndrome. Circulation，2008，118（17）：1697-1704.

65. Dao DT，Hollander SA，Rosenthal DN，et al. QRS prolongation is strongly associated with life-threatening ventricular arrhythmias in children with dilated cardiomyopathy. The Journal of Heart and Lung Transplantation，2013，32（10）：1013-1019.

66. Jjm DV，Apm G，Gmp V，et al. Electrophysiologic testing to identify patients with coronary artery disease Who Are at Risk for Sudden Death. N Engl J Med，2000，342（26）：1937-1945.

67. Buxton AE. Relation of ejection fraction and inducible ventricular tachycardia to mode of death in patients with coronary artery disease：an analysis of patients enrolled

in the multicenter unsustained tachycardia trial. Circulation，2002，106（19）：2466-2472.

68. Buxton AE，Lee KL，Hafley GE，et al. Limitations of ejection fraction for prediction of sudden death risk in patients with coronary artery disease.Journal of the American College of Cardiology，2007，50（12）：1150-1157.

69. Bailey JJ，Berson AS，Handelsman H，et al. Utility of current risk stratification tests for predicting major arrhythmic events after myocardial infarction. Journal of the American College of Cardiology，2001，38（7）：1902.

70. Chen X，Shenasa M，Borggrefe M，et al. Role of programmed ventricular stimulation in patients with idiopathic dilated cardiomyopathy and documented sustained ventricular tachyarrhythmias：inducibility and prognostic value in 102 patients. European Heart Journal，1994，15（1）：76-82.

71. Brembilla-Perrot B，Suty-Selton C，Beurrier D，et al. Differences in mechanisms and outcomes of syncope in patients with coronary disease or idiopathic left ventricular dysfunction as assessed by electrophysiologic testing. Journal of the American College of Cardiology，2004，44（3）：594-601.

72. Daubert JP，Winters SL，Subacius H，et al. Ventricular arrhythmia inducibility predicts subsequent icd activation in nonischemic cardiomyopathy patients：a DEFINITE substudy. Pacing & Clinical Electrophysiology，2009，32（6）：755-761.

73. Bhandari AK，Shapiro WA，Morady F，et al. Electrophysiologic testing in patients with the long QT syndrome. Circulation，1985，71（1）：63.

74. Mahida S，Derval N，Sacher F，et al. Role of electrophysiological studies in

predicting risk of ventricular arrhythmia in early repolarization syndrome. Journal of the American College of Cardiology，2015，65（2）：151.

75. Sana M，Al-Khatib MMFF，William G，et al. 2017 AHA/ACC/HRS guideline for management of patients with ventricular arrhythmias and the prevention of sudden cardiac death. J Am Coll Cardiol，2017.

76. Hilfiker G. Utility of electrophysiological studies to predict arrhythmic events. World Journal of Cardiology，2015，7（6）：344.

77. Manolis AS.Sudden death risk stratification in non-ischemic dilated cardiomyopathy using old and new tools：a clinical challenge. Expert Rev Cardiovasc Ther，2017，15（4）：315-325.

78. van Rijsingen IA，Arbustini E，Elliott PM，et al. Risk factors for malignant ventricular arrhythmias in lamin a/c mutation carriers a European cohort study. Journal of the American College of Cardiology，2012，59（5）：493.

79. Kayvanpour E，Sedaghat-Hamedani F，Amr A，et al. Genotype-phenotype associations in dilated cardiomyopathy：meta-analysis on more than 8000 individuals. Clinical Research in Cardiology，2016，106（2）：1-13.

80. Members ATF，Elliott PM，Anastasakis A，et al. 2014 ESC Guidelines on diagnosis and management of hypertrophic cardiomyopathy. Revista Española De Cardiología，2014，35（39）：2733.

81. Gerull B，Heuser A，Wichter T，et al. Mutations in the desmosomal protein plakophilin-2 are common in arrhythmogenic right ventricular cardiomyopathy. Nature Genetics，2004，36（11）：1162-1164.

82. Corrado D，Link MS，Calkins H. Arrhythmogenic right ventricular cardiomyopathy. New England Journal of Medicine，2017，376（1）：61.

83. Kapplinger JD，Tester DJ，Alders M，et al. An international compendium of mutations in the SCN5A-encoded cardiac sodium channel in patients referred for Brugada syndrome genetic testing. Heart Rhythm，2010，7（1）：33-46.

84. Huikuri HV，Tapanainen JM，Lindgren K，et al. Prediction of sudden cardiac death after myocardial infarction in the beta-blocking era. Journal of the American College of Cardiology，2003，42（4）：652-658.

85. Rovere MTL，Pinna GD，Hohnloser SH. Baroreflex sensitivity and heart rate variability in the identification of patients at risk for life-threatening arrhythmia. implications for clinical trials. Acc Current Journal Review，2001，10（5）：74-75.

86. La Rovere MT. Short-term heart rate variability strongly predicts sudden cardiac death in chronic heart failure patients. Circulation，2003，107（4）：565-570.

87. Havmoller R，Chugh SS. Plasma biomarkers for prediction of sudden cardiac death：another piece of the risk stratification puzzle？ Circulation：Arrhythmia and Electrophysiology，2012，5（1）：237-243.

88. Albert CM. Prospective study of C-reactive protein，homocysteine，and plasma lipid levels as predictors of sudden cardiac death. Circulation，2002，105（22）：2595-2599.

89. Patton KK，Sotoodehnia N，Defilippi C，et al. N-terminal pro-B-type natriuretic peptide is associated with sudden cardiac death risk：the Cardiovascular Health Study. Heart Rhythm，2011，8（2）：228-233.

90. Korngold EC, Jr JJ, Gantzer ML, et al. Amino-terminal pro-B-type natriuretic peptide and high-sensitivity C-reactive protein as predictors of sudden cardiac death among women. Circulation, 2009, 119 (22): 2868-2876.

91. Blangy H, Sadoul N, Dousset B, et al. Serum BNP, hs-C-reactive protein, procollagen to assess the risk of ventricular tachycardia in ICD recipients after myocardial infarction. Europace, 2007, 9 (9): 724-729.

92. Zhang S, Singh B, Rodriguez DA, et al. Improve the prevention of sudden cardiac arrest in emerging countries: the improve SCA clinical study design. Europace, 2015, 17 (11): 1720-1726.

（胡奕然　顾敏　牛红霞　整理）

心脏性猝死的发病机制

SCA 和 SCD 是指心脏活动突然停止伴血流动力学衰竭。对于 SCD 个体患者来说，常不能确定循环衰竭的确切机制，因为绝大多数猝死的患者在衰竭时并未监测心脏活动。因此，其机制仅能根据事件开始后获得的信息来推测。SCD 在病理生理上主要表现为致命性心律失常，其中 75% ～ 80% 为室性心律失常，多为心室颤动（室颤），而持续性室性心动过速（室速）者不足 2%。部分患者可发生慢性心律失常，多出现在重度心力衰竭患者中。自主神经对于心脏功能也具有重要作用，因此在 SCD 中自主神经的作用不容忽视。

18. 室性心律失常

（1）细胞和基质

室性心律失常的发生机制包括正常自律性的增强、异常的自律性、折返及早复极或晚复极激活的异常电活动。折返需要触发和可以维持折返的基质。这个触发可能是自主神经改变导致的室性期前收缩，而基质可能是结构性重构。结构性重构继发于潜在疾病进展，通常包括心肌梗死造成的瘢痕或外科修复，或者心肌病或心肌肥厚为基础的片状纤维化。潜在病因导致在细胞水平的离子通道或传导功能的改变也可能改变心肌静息电位或活动电位的传导。心肌动作电位与体表心电图的对应关系见图 11。这些电生理基质的改变主要由于多因素的持续影响，包括心脏代谢、电解质、信号通路和自主神经功能。自主神经功能的增强或异常的神经功能可以刺激起搏细胞如浦肯野纤维系统和心室细胞的激动造成室性心律失常。

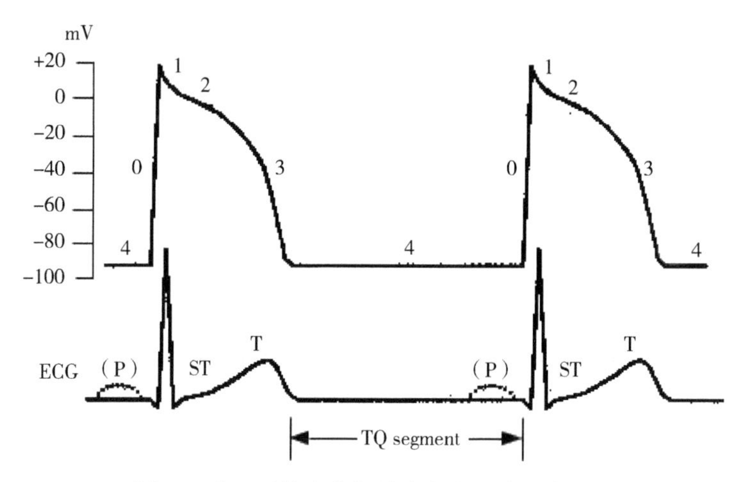

图 11　心肌动作电位与体表心电图的对应关系

（2）自律性

正常自律性基于正常静息电位的 4 期自动除极期，跨膜动作电位达到阈值并激活动作电位。自发电流（If）是窦房结 4 期自动除极电位的基础，其除极速率取决于在复极结束时的最大舒张电位、4 期除极电位的斜率及阈电位。相反，异常自律性由于细胞膜上钙离子通道的激活阈值，部分膜电位发生去极化。在心肌梗死急性期或者短暂性心肌缺血时，增强的细胞外 K^+ 浓度会导致部分静息电位自动去极化，形成梗死后或缺血心肌组织与健康心肌组织之间产生损伤电流。这些损伤电流可以诱发心肌的自主活动。在缺血时，异常的自律性可以导致心室肌和浦肯野纤维均发生异常自律性，增强在缺血区域的浦肯野纤维的正常自律性。

（3）触发活动

早复极多发生于动作电位 2 期晚期或 3 期早期。由于增加内向电流（晚钠电流、内向钙电流或钠钙交换电流），或减少复极钾电流，通常会延长动作电位。因此，早复极通常发生于内向 L 型钙通道再激活时。去极化 Na^+/Ca^{2+} 离子交换电流可以触发内质网自发性释放钙。早复极是触发尖端扭转性室速与 QT 延长的机制之一。无论 QT 延长是药物等其他继发因素引起的还是由于编码离子通道的基因突变所致，早复极均是除极后激发导致多形性室速或室颤的重要原因。

延迟复极化多发生在细胞膜完全去极化或细胞内钙通道超载的条件下。可造成细胞内钙超载的因素包括快速性心动过速、儿茶酚胺、低钾、洋地黄中毒、心肌肥厚和心力衰竭。

内质网钙超载或增加 ryanodine 受体敏感性均可以触发钙离

子释放，通过 Na^{+}/Ca^{2+} 离子交换电流激活短暂内向电流。如果细胞膜发生去极化，内向钠电流即可触发动作电位。延迟的复极是室性心动过速的机制，多发生于洋地黄中毒、儿茶酚胺敏感性室速，以及自发性流出道室性心律失常。延迟复极也是心力衰竭时诱发室性心律失常的原因。相比心室肌细胞而言，浦肯野细胞更易对内质网释放钙离子激动，这是一些浦肯野纤维相关性室速的重要机制。

（4）折返

折返是结构性心脏病中持续性室速最主要的潜在机制。折返可能发生在修复的解剖缺损区，例如心肌梗死后心肌瘢痕或手术后修复的先天性心脏病。依据发生心律不齐时涉及的解剖基质的不同类型，折返性心动过速分为两型：解剖型和功能型。原始的环状模型需要解剖学阻塞的存在（由结构异常所致）。功能性折返也有数个不同的模型（源于电生理异常），包括主导环、各向异性传导、8 字形传导及螺旋波（图 12）。

解剖性折返性心动过速最接近折返性心律失常的原始描述，因为该型折返需要一个解剖结构障碍，如纤维化区域。这种分散的解剖阻碍使周围产生环状通路，形成有固定长度和部位的折返环。当一个除极波绕过障碍后分为两支并产生环状运动时，心动过速就会被诱发。心动过速的心率既取决于波长（定义为传导速度和不应期），也取决于折返环的长度或者通路长度。临床上，如经旁路的室上性心动过速（预激综合征）、房室结折返性心动过速、典型心房扑动、起源于希－浦系统的室性心动过速（束支型室速），以及起源于希－浦系统末端或者梗死心肌周围（瘢痕介导）区域的室性心动过速主要为解剖性折返。

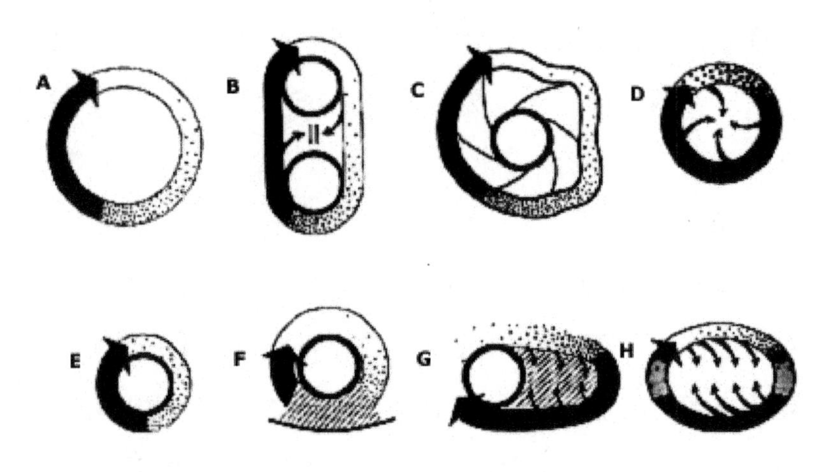

图 12　不同类型折返模式图

功能性折返依赖于心肌组织电生理特性的固有异质性（即兴奋性或不应性的离散度），也依赖于细胞间阻抗的各向异性差异。该型折返并不存在解剖上的阻碍。功能性折返的例子包括非典型心房扑动、某些心房颤动及心脏结构正常的室性心动过速。功能性折返环通常具有以下特点：①常较小、传导快，产生的激动波可能碎裂因而不稳定，并形成其他折返区域。②折返环的时间及由此造成的心动过速的频率在很大程度上取决于涉及的心肌组织不应期。③这些心动过速的部位和大小由于没有解剖性阻碍的存在而存在变化。④功能性折返的可激动间歇通常较短。

19. 缓慢性心律失常

缓慢性心律失常的病理生理变化主要为窦房结和（或）房室结失去正常生理功能，而下级自律性组织又不能发挥起搏功能。当患者患严重心脏疾病，或者处于缺氧、酸中毒、休克、肾功能衰竭或低温等状态下，细胞外 K^+ 浓度增高，浦肯野细胞部分除极，自律性受到抑制，最终导致自律性丧失。自主细胞功能受到抑制后，对超速抑制十分敏感，所有短阵心动过速后常发生一段较长时间的心室停顿。若处于高钾和酸中毒环境中，心肌细胞的自主性会进一步受到抑制，最终发生持久的心脏停搏或室颤。

SCD 患者中 30% 也可出现电 – 机械分离。电 – 机械分离是指心脏有持续的电节律活动，但已无有效的机械活动。主要继发于大面积肺栓塞、大量失血或心包压塞，也可发生在严重心脏病终末期，如急性心肌缺血或长时间 SCA 的多次电击治疗后。目前机制尚不明确，但可能与心肌弥漫性缺血或病变、心肌细胞 Ca^{2+} 代谢或细胞内酸中毒和 ATP 耗竭有关。

20. 自主神经系统紊乱

自主神经系统对于调节心脏功能有着重要作用。交感神经兴奋可诱发致命性心律失常，而迷走神经兴奋对于心脏起一定保护和预防效果。如急性心肌梗死可以导致局部心肌去神经化，伴动作电位时间和不应期的缩短不同步，容易引发心律失常。

人体各系统组织对于缺氧的耐受性不同。耐受性从低到高依次为脑组织、心肌组织、肝脏和肾脏，其次是骨骼肌、骨和软骨及结缔组织。心脏在处于缺氧和酸中毒状态下时，心肌收缩力受到严重抑制，心肌处于弛缓状态，而周围血管张力也减低，无论是心肌还是周围血管均对儿茶酚胺的反应性显著下降。此时室颤的阈值降低，室颤常呈现顽固性，最终导致心肌细胞停止收缩。由此可知，心脑恶性病变常呈现恶性循环，在病程发展过程中，如不能及时抢救导致缺氧、酸中毒更加严重，其对于脑和心脏的损伤常呈不可逆，这也是 SCA 致死性高，抢救困难的原因之一。

参考文献

1. Cherry EM，Fenton FH，Gilmour RF Jr. Mechanisms of ventricular arrhythmias：a dynamical systems-based perspective. Am J Physiol Heart Circ Physiol，2012，302：H2451-2463.

2. Pandit SV，Jalife J. Rotors and the dynamics of cardiac fibrillation. Circ Res，2013，112（5）：849-862.

3. Tsuji Y，Heijman J，Nattel S，et al. Electrical storm：recent pathophysiological insights and therapeutic consequences.Basic Res Cardiol，2013，108（2）：336.

4. Roden DM. Predicting drug-induced QT prolongation and torsades de pointes. J Physiol，2016，594（9）：2459-2468.

5. Antzelevitch C，Nesterenko V，Shryock JC，et al. The role of late I Na in

development of cardiac arrhythmias. HandbExp Pharmacol，2014，221：137-168.

6. Lerman BB. Mechanism，diagnosis，and treatment of outflow tract tachycardia. Nat Rev Cardiol，2015，12（10）：597-608.

7. Priori SG，Chen SR. Inherited dysfunction of sarcoplasmic reticulum Ca^{2+} handling and arrhythmogenesis. Circ Res，2011，108（7）：871-883.

8. Nogami A. Purkinje-related arrhythmias part I：monomorphic ventricular tachycardias. Pacing Clin Electrophysiol，2011，34（5）：624-650.

9. Haissaguerre M，Vigmond E，Stuyvers B，et al. Ventricular arrhythmias and the His-Purkinje system. Nat Rev Cardiol，2016，13（3）：155-166.

10. Tabereaux PB，Dosdall DJ，Ideker RE. Mechanisms of VF maintenance：wandering wavelets，mother rotors，or foci.Heart Rhythm，2009，6（3）：405-415.

11. Zhang J，Cooper DH，Desouza KA，et al. Electrophysiologic scar substrate in relation to VT：noninvasive highresolution mapping and risk assessment with ECGI. Pacing Clin Electrophysiol，2016，39（8）：781-791.

12. Fernández-Armenta J，Penela D，Acosta J，et al. Substrate modification or ventricular tachycardia induction，mapping，and ablation as the first step？ A randomized study. Heart Rhythm，2016，13（8）：1589-1595.

（杨绳文　刘曦　丁立刚　整理）

心脏性猝死的临床特点

SCD 为心脏原因所致的自然死亡，表现为急性心血管状态改变并在 1 个小时内出现意识丧失。90% 的 SCD 因心律失常所致，其中 80% 由快速性心律失常（室速、室颤）引起，20% 由缓慢性心律失常引起。另外 10% 的 SCD 由其他原因引起，包括心脏破裂、心包填塞、急性左心衰竭等。可有或无已知 CVD，但是死亡时间及方式难以预料。

判定 SCD 应符合临床、科研、法律及社会 4 个方面，需满足以下 4 个阶段：①前驱症状；②终末事件发生；③ SCA；④生物学死亡或生存（图 13）。SCD 最可能的原因为心血管功能突然紊乱并随之出现意识丧失，因此必须明确这一短暂时间内事件的发生机制是 SCA 所致还是循环衰竭所致。1 小时定义是指标志导致 SCA 的病理生理学紊乱或 SCA 本身症状信号至“终末事件”的时间间期。

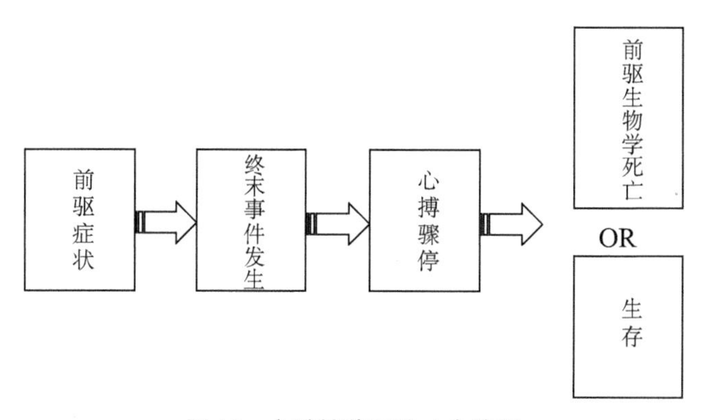

图 13　心脏性猝死的 4 个阶段

（1）前驱症状

可在事件数周或数月前发生，前驱症状是否发生并不是事件发生的敏感性或特异性预测因子，而其体征及症状可能对于 SCA 特异性更强。前驱症状包括突发胸痛、呼吸困难或心律失常相关症状，可以是新的心血管症状的出现和（或）原有症状的加重，其中心悸、先兆晕厥及晕厥是最常见的 3 种症状。患者需要给予全面筛查，必要时需要进一步检查以明确是否为室性心律失常。室速相关性心悸常常表现为突发突止，可伴随先兆晕厥或晕厥。毫无预兆的突发意识丧失应高度警惕心动过缓或室性心律失常可能。剧烈运动时，坐位或卧位发生晕厥应考虑心源性晕厥，其他情况则应考虑为情境性晕厥或体位性低血压。症状与患者基础结构性心脏病有关，如胸部不适、乏力等。同时临床医师需详细询问患者家族史及用药史。SCD 家族史是发生 SCD 及室性心律失常的独立危险因素。

（2）终末事件发生

心血管状态的急性改变至 SCA 前的时段为“终末事件发生”。心血管状态的显著改变可引起相应症状，表现各异，主要包括突发心悸、胸痛、头晕甚至晕厥等，该时段持续时间短暂，部分患者甚至不能回忆起在发生晕厥之前有任何不适症状。终末事件发生为心脏结构及功能异常相互作用的结果。心律失常及循环衰歇所致 SCD，终末事件发生时急性心肌病变发生率高，心律失常引起时多为心肌缺血，而循环衰竭引起时常为心排血量降低或心肌缺氧。神经系统活性改变可引起心肌电生理特性及代谢水平改变，从而引起心律失常，特别是室性心律失常。

（3）心搏骤停

SCA 不等于 SCD。SCA 是指心脏活动突然停止，患者无反应、无正常呼吸和无循环指征，救治不及时将导致 SCD。其特征为出现严重心律失常（主要为室速 / 室颤），心脏失去泵血功能，脑血流量急剧减少所致的突然意识丧失、呼吸断续或停止、皮肤苍白或发绀，大动脉搏动消失。导致 SCA 的最常见机制是室颤，其次是电 – 机械分离、严重缓慢型心律失常等。可见，SCA 是 SCD 的重要病理生理改变，但需明白的一点是，SCA 不能等同于 SCD。原因如下：① SCA 的病因除心脏原因外，还存在中枢神经系统、呼吸系统等非心脏原因；② SCA 是可逆的，得到及时有效的救治能够逆转。短暂的 SCA 偶尔具有自限性，可自行终止并转复窦性心律继而恢复意识。绝大多数 SCA 需要紧急治疗，若未进行及时抢救，意识丧失会持续存在，并发生心源性脑缺血症状，直至死亡。电复律为目前转复窦性心律最为有效的方法，维持有效循环需要心脏按压。作为一可逆的临床过程，SCA 能否成功逆转取决于原有病变性质以及开始复苏的时间。当患者出现 SCA 时，应在 10 秒内迅速评估患者意识丧失、心跳脉搏停止等重要生命体征，认定为 SCA 后应立即给予心肺复苏及除颤治疗，持续 4 ～ 6 分钟的 SCA 将引起不可逆的大脑损伤，不应花费时间进行详尽的体格检查。2015 年更新的《AHA 心肺复苏与血管急救指南》指出，迅速采取行动，团队合作实施心肺复苏（CPR）。对于非专业施救者，强调识别 SCA 征象、及时打急救电话并立即开始徒手 CPR（心脏按压频率为 100 ～ 120 次 / 分）。对于急救医护人员，强调了给予高质量 CPR 的重要性：以足够的速率和深度（5 ～ 6cm）按压胸部，允许每次按压后胸廓充分回弹，按压间隙双手应离开患者胸壁，尽可能减少按压中断，避免过度通气。指南对于基础生命支持（BLS）人员进行高质量心肺复苏的要点总结见表 7。

表 7　BLS 人员进行高质量心肺复苏的要点小结

内容	成人和青少年	儿童（1 岁至青春期）	婴儿（不足 1 岁，新生儿除外）
现场安全	确保现场对施救者和患者均是安全的	确保现场对施救者和患者均是安全的	确保现场对施救者和患者均是安全的

续表

内容	成人和青少年	儿童（1岁至青春期）	婴儿（不足1岁，新生儿除外）
识别心搏骤停	检查患者有无反应 无呼吸或仅是喘息（即呼吸不正常）在10秒内不能明确感觉到脉搏（10秒内可同时检查呼吸和脉搏）	检查患者有无反应 无呼吸或仅是喘息（即呼吸不正常）在10秒内不能明确感觉到脉搏（10秒内可同时检查呼吸和脉搏）	检查患者有无反应 无呼吸或仅是喘息（即呼吸不正常）在10秒内不能明确感觉到脉搏（10秒内可同时检查呼吸和脉搏）
启动应急反应系统	如果您是独自一人，且没有手机，则离开患者启动应急反应系统并取得AED，然后开始心肺复苏或者请其他人去，自己则立即开始心肺复苏；在AED可用后尽快使用	有人目击猝倒：对于成人和青少年，遵照左侧的步骤 无人目击猝倒：给予2分钟的心肺复苏，离开患者去启动应急反应系统并获取AED 回到该儿童身边并继续心肺复苏；在AED可用后尽快使用	有人目击猝倒：对于成人和青少年，遵照左侧的步骤 无人目击猝倒：给予2分钟的心肺复苏，离开患者去启动应急反应系统并获取AED 回到该儿童身边并继续心肺复苏；在AED可用后尽快使用
没有高级气道的按压－通气比	1或2名施救者30∶2	1名施救者30∶2 2名以上施救者15∶2	1名施救者30∶2 2名以上施救者15∶2
有高级气道的按压－通气比	以100～120次/分的速率持续按压，每6秒给予1次呼吸	以100～120次/分的速率持续按压，每6秒给予1次呼吸	以100～120次/分的速率持续按压，每6秒给予1次呼吸
按压速率	100～120次/分	100～120次/分	100～120次/分
按压深度	至少5厘米	至少为胸部前后径的1/3，大约5厘米	至少为胸部前后径的1/3，大约4厘米

续表

内容	成人和青少年	儿童（1岁至青春期）	婴儿（不足1岁，新生儿除外）
手的位置	将双手放在胸骨的下半部	将双手或一只手（对于很小的儿童可用）放在胸骨的下半部	1名施救者：将2根手指放在婴儿胸部中央，乳线正下方；2名以上施救者：将双手拇指环绕放在婴儿胸部中央，乳线下方
胸廓回弹	每次按压后使胸廓充分回弹；不可在每次按压后依靠在患者胸上	每次按压后使胸廓充分回弹；不可在每次按压后依靠在患者胸上	每次按压后使胸廓充分回弹；不可在每次按压后依靠在患者胸上
尽量减少中断	中断时间限制在10秒内	中断时间限制在10秒内	中断时间限制在10秒内

注：对于成人的按压深度不应超过6厘米；AED：自动体外除颤器。

（4）进展至生物学死亡

过去认为生物学死亡为SCA发生即刻数分钟内，目前普遍认同终末事件至生物学死亡最多可延长至1小时，但需要特定的条件。例如，随着社区医疗及生命支持系统的发展，患者可在终末事件引起不可逆损伤并最终导致死亡前相当长一段时间内维持生物学生存。此时，延迟的生物学死亡的主要病理生理机制及临床事件为SCA本身而非其他原因所致。因此从生物学、法律及字面意义定义死亡，为绝对且不可逆的所有生物学功能全部终止，但目前大多数研究将SCD定义为SCA，而非住院期间发生SCA或30天内发生的生物学死亡。而研究无目击者死亡的法医目前定义猝死为死者 24 小时前处于正常存活状态，显然这种定义存在一定局限性。

（5）幸存者

SCA 幸存者可分为院外幸存者及住院期间幸存者。院外 SCA 患者生存率与其基础病变相关，CHD 作为 SCA 的常见原因，其病变类型及程度与生存率密切相关，心肌病次之，其余的基础病及因素等与结构性心脏病、环境、中毒等有关。院外幸存者可在住院期间复发室性心律失常，甚至 SCA，发生延迟死亡的最常见原因为血流动力学恶化。SCA 患者可存在不同程度的中枢系统损伤，气管插管及有创血流动力学监测可引起中毒性脑病及全身性感染，因此，住院期间最常见的死亡原因为中枢神经系统损伤导致的非心脏事件。幸存者多具有以下临床特点：

1）左室心功能：发生 SCA 的患者多存在不同程度的心功能异常，初期患者的心功能为事件带来的心脏顿抑及事件前基础心功能的综合结果。心脏顿抑通常可在 24 ～ 48 小时恢复，若患者发生 SCA 后射血分数明显下降，而 48 小时后无明显恢复，提示预后不良。Bunch 等比较院外 SCA 后入院幸存者及非幸存者心功能情况，最终幸存者中急性冠脉综合征占 47%，射血分数平均为 42%，而非幸存者仅 32%。

2）电解质水平：SCA 幸存者的电解质水平具有一定特性，院内幸存者住院期间电解质水平受到治疗干预等影响。院外患者心肺复苏中，乳酸水平高，游离钙离子较低而总钙水平正常。

3）冠状动脉造影：院外幸存者多患有急性冠脉综合征，幸存者冠脉造影往往显示为多灶性、广泛病变。然而，幸存者中重度左主干病变与症状性 CHD 患者无明显差异。

4）心肺复苏：院外发生 SCA 时，及时给予心肺复苏至关重要，依据患者基线资料分层后，幸存者中多有旁观者或急救医疗系统在场，接受心肺复苏比例高，初始心律为可除颤心律（室速或室颤）者更多，早期给予除颤或恢复自主循环。

5）性别差异：SCA 或 SCD 后幸存者存在性别差异。一项纳入 13 项研究共 40 余万患者的 Meta 分析显示，女性 SCA 更多发生于家中，旁观者较少，初始心律为可除颤心律者少，但接受目击者 CPR 者更多。若将上述差异校正后发现女性至出院时生存率更高，经多重灵敏度分析后结果一致。不同性别的生理差异可能是幸存率差别的原因：女性雌激素可降低血脂水平，改善血管功能，已有试验证实雌激素在 SCA 时具有心脏保护及神经保护功能，从而影响 SCA 的发生及转归。Kitamura 等研究发现育龄期妇女预后好佐证了这一点。男性与女性自主神经系统及心肌细胞对缺血反应不同，如冠状动脉闭塞时女性迷走神经兴奋更强，降低心肌需氧量，具有潜在的抗心律失常作用。除此之外，外部因素如不同性别 SCA 的危险因素、SCA 后的诊疗管理等都可影响生存率。

综上，SCD 具有一定的临床特点及进展过程，其判定需要同时满足临床、科研、法律及社会认知 4 个方面。应充分了解

SCD 的表现及发展规律，及时诊断 SCA 或 SCD，尽快给予相应治疗，对于进一步减少 SCD 的发生率至关重要。

参考文献

1. Task Force for the Diagnosis and Management of Syncope，European Society of Cardiology（ESC），European Heart Rhythm Association（EHRA），et al.Guidelines for the diagnosis and management of syncope(version 2009).Eur Heart J, 2009, 30(21): 2631-2671.

2. Friedlander Y，Siscovick DS，Weinmann S，et al. Family history as a risk factor for primary cardiac arrest. Circulation，1998，97（2）：155-160.

3. Jouven X，Desnos M，Guerot C，et al. Predicting sudden death in the population：the Paris Prospective Study I. Circulation，1999，99（15）：1978-1983.

4. Myerburg RJ. Sudden cardiac death in persons with normal（or near normal）hearts. Am J Cardiol，1997，79（6A）：3-9.

5. Gorgels APM，Gijsbers C，Vreede-Swagemakers JD，et al. Out-of-hospital cardiac arrest—the relevance of heart failure. The Maastricht Circulatory Arrest Registry. European Heart Journal，2003，24（13）：1204-1209.

6. Bunch TJ，White RD，Gersh BJ. Long-term outcomes of out-of-hospital cardiac arrest after successful early defibrillation. Acc Current Journal Review，2003，43（3）：424-425.

7. Krahn AD，Healey JS，Chauhan V，et al. Systematic assessment of patients with unexplained cardiac arrest：Cardiac Arrest Survivors with Preserved Ejection

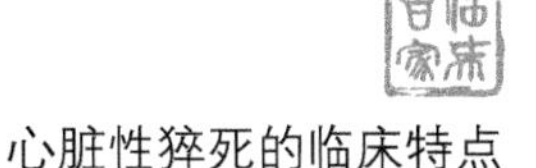

Fraction Registry（CASPER）. Circulation，2009，120（4）：278-285.

8. Hallstrom AP，Ornato JP，Weisfeldt M，et al. Public-access defibrillation and survival after out-of-hospital cardiac arrest. N Engl J Med，2004，351（7）：637-646.

9. Sasson C，Rogers MA，Dahl J，et al. Predictors of survival from out-of-hospital cardiac arrest：a systematic review and meta-analysis. Circ Cardiovasc Qual Outcomes，2010，3（1）：63-81.

10. Dumas F，Rea TD，Fahrenbruch C，et al. Chest compression alone cardiopulmonary resuscitation is associated with better long-term survival compared with standard cardiopulmonary resuscitation. Circulation，2013，127（4）：435-441.

11. Rea TD，Eisenberg MS，Culley LL，et al. Dispatcher-assisted cardiopulmonary resuscitation and survival in cardiac arrest. Circulation，2001，104（21）：2513-2516.

12. Bougouin W，Mustafic H，Marijon E，et al. Gender and survival after sudden cardiac arrest：a systematic review and meta-analysis. Resuscitation，2015，94：55-60.

13. Herlitz J，Engdahl J，Svensson L，et al. Is female sex associated with increased survival after out-of-hospital cardiac arrest? Resuscitation，2004，60（2）：197-203.

14. Kim C，Fahrenbruch CE，Cobb LA，et al. Out-of-hospital cardiac arrest in men and women. Circulation，2001，104（22）：2699-2703.

15. Mahapatra S，Bunch TJ，White RD，et al. Sex differences in outcome after ventricular fibrillation in out-of-hospital cardiac arrest. Resuscitation，2005，65（2）：

197-202.

16. Pell JP，Sirel J，Marsden AK，et al. Sex differences in outcome following community-based cardiopulmonary arrest. Eur Heart J，2000，21（3）：239-244.

17. McCullough LD，Hurn PD. Estrogen and ischemic neuroprotection：an integrated view. Trends Endocrinol Metab，2003，14（5）：228-235.

18. Neumar RW，Shuster M，Callaway CW，et al. Part 1：Excutive Summary：2015 American Heart Association Guidelines Update for Cardiopulmonary Resuscitation and Emergency Cardiovascular Care. Circulation，2015，132（Suppl 2）：S315-367.

19. 王增武，董颖 .2015 年《AHA 心肺复苏与心血管急救指南》解读 . 中国循环杂志，2015，30（Suppl）：8-22.

20. Noppens RR，Kofler J，Hurn PD，et al.Dose-dependent neuroprotection by 17beta-estradiol after cardiac arrest and cardiopulmonary resuscitation. Critical Care Medicine，2005，33（7）：1595-1602.

21. Kitamura T，Iwami T，Nichol G，et al. Reduction in incidence and fatality of out-of-hospital cardiac arrest in females of the reproductive age. Eur Heart J，2010，31（11）：1365-1372.

（井然　蔡迟　牛红霞　整理）

植入式心律转复除颤器预防心脏性猝死技术及相关研究进展

在过去，SCD的救治是个棘手的难题，直到1970年Mirowski及其同事提出的“能够自动监测和分析心脏节律，在分析到室颤时能自动电击”植入装置概念，为恶性室性心律失常的防治开辟了一条全新的思路，并于1980年成功为1例因反复室速的年轻女性植入了除颤装置。此后，植入式心律转复除颤器（implantable cardioverter defibrillator，ICD）的技术呈飞跃式发展。随着设计的不断进步，工艺日趋精巧和ICD功能日臻完善，现已发展为具备自动诊断心动过速、抗心动过速起搏、抗心动过缓起搏、高能量除颤、睡眠呼吸暂停监测等功能。在过去短短三十多年的应用中，ICD已经被多个大型临床试验证明了其预防SCD的有效性，临床适应证不断拓宽，如今普遍应用于SCD的一级预防（预防首次威胁生命的事件）和二级预防（预防潜在可能再次发生的致命性心律失常或心搏骤停）。

21. 植入式心律转复除颤器的基本构造

植入式心律转复除颤器最基本的构成部分（图 14）包括：①电极导线系统，分为起搏电极和除颤线圈两部分，其作用为检测心电信号和释放传输电除颤治疗；②脉冲发生器，包含导线接口、电池和电容、记忆芯片、集合电路等多种装置，其作用有感知和处理电路信号、存储释放治疗所需的电池能量等。

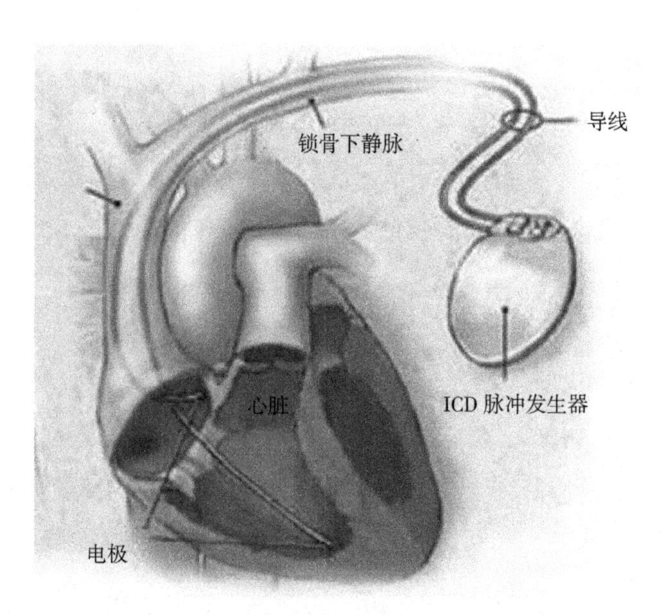

图 14　植入式心律转复除颤器系统（彩图见彩插 9）

22. 植入式心律转复除颤器的主要分类

根据电极导线数量和植入位置的不同，可分为单腔 ICD、双腔 ICD 和三腔 ICD。

（1）单腔 ICD

顾名思义，单腔 ICD 就是除颤器仅有 1 根右室除颤导线，导线植入右心室心尖部或间隔部，是最基本也是最常用的 ICD 植入模式。

（2）双腔 ICD

双腔 ICD 是在单腔 ICD 的基础上多植入 1 根心房电极导线，这根导线放置在右心耳处。由于增加了心房电极导线，其可直接记录心房的电活动，为准确识别室上性心律失常提供了条件。此外，双腔 ICD 还更有效地用于治疗心动过缓，减少心室起搏比例。因此，双腔 ICD 与单腔 ICD 相比，优点如下：①治疗心动过缓优于单纯右室心尖部或间隔部起搏；②房室顺序起搏对于心功能不全者可改善或保持心功能；③基于心房起搏的双腔起搏可防止一些快速房性心律失常发作；④可准确识别室上性快速心律失常，减少误放电发生率。

（3）三腔 ICD

三腔 ICD 即心脏再同步化并心律转复除颤器（Cardiac Resynchronization Therapy with a Defibrillator，CRT-D），是在双腔 ICD 的基础上，额外增加 1 根左室电极导线。这根导线通过静脉系统放置在冠状静脉窦分支或经外科途径放在左心室心外膜上。CRT-D 特别适合于那些存在左、右心室收缩不同步的 SCD 高危心力衰竭患者。

23. 植入式心律转复除颤器治疗快速性室性心律失常的功能方式

根据快速性心律失常频率不同，ICD 主要设置两个识别区，即室速区（VT 区，通常设置为 170 次 / 分）和室颤区（VF 区，通常设置为 200 次 / 分），可根据患者发作时室速或室颤的频率特点进行个体化程控。对于部分发作慢室速（频率在 130 ～ 140 次 / 分）患者，还可以将 VT 区进一步设置成 2 个子区（VT1 和 VT2），使其中 1 个子区识别频率设置在慢室速发作的频率，以识别并对慢室速进行治疗。当监测到不同的快速室性心律失常发生，大部分 ICD 主要通过 3 种不同强度的治疗方式进行分层治疗，即抗心动过速起搏、低能量转复和高能量除颤。后两种方式实际上是一种形式（即 shock 治疗），只是能量强度不同。电转复是针对室性心动过速，能量通常设定为 17 ～ 20 焦耳（J），而电除颤纠正室颤，能量通常设为 35 ～ 41J。这种分层治疗设置能够针对不同类别的快速室性心律失常给予最合理的治疗，从而减少高能量除颤治疗给患者所带来的痛苦（表 8）。

表 8　ICD 分层治疗设置示例

监测区域	治疗 1	治疗 2	治疗 3 ～ 7
室速			
VT1（130 ～ 150 次 / 分）	ATP，×3	CV，17J	CD，35J（×5）
VT2（150 ～ 200 次 / 分）	ATP，×1	CD，35J	CD，35J（×5）
室颤（> 200 次 / 分）	CD，35J	CD，35J	CD，35J（×4）

注：ATP：抗心动过速治疗；CV：低能量转复；CD：高能量除颤；J：焦耳（单位）。

（1）抗心动过速起搏

抗心动过速起搏（anti-tachycardia pacing，ATP），即常说的 ICD 无痛治疗，是一种通过发放比 ICD 识别到的室性心动过速更快的频率起搏，以超速抑制来终止该心动过速发作的方法（图 15）。具有减少患者痛苦、提高患者生活质量及延长 ICD 电池寿命等优点。主要适用于单形性室速，尤其是对 CHD、心肌梗死后室速。而对于尖端扭转型室速、非缺血性心肌病室速治疗效果较差。

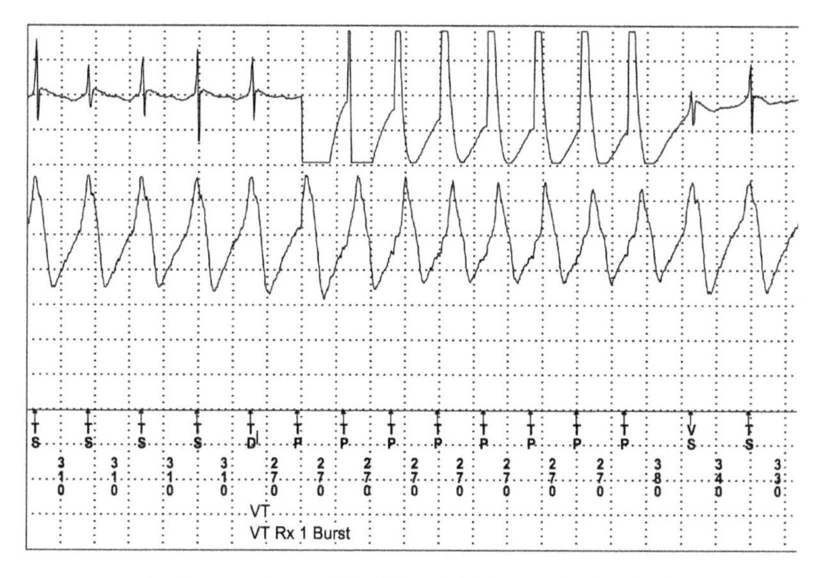

图 15　ICD 记录到的室速，并给予 ATP 治疗示意图

1）ATP 主要工作模式有 3 种：短阵快速起搏（burst pacing）、周长递减起搏（ramp pacing）和 ramp+ 刺激。虽然个别研究表明 ramp 起搏方式可能优于 burst 起搏方式，但临床实际

应用发现 3 种模式并无哪一种明确优于其他两种方式。

① Burst pacing：通过发放一阵相同间期的脉冲（通常为 4 ～ 12 个），脉冲间期为室性心动周期的一个设置的百分比（如 70% ～ 90%）或者是一个绝对数值。如果第 1 阵脉冲无法有效终止 ICD 识别到的室速，则发放第 2 阵、第 3 阵，一般设置为 3 ～ 5 阵。

② Ramp pacing：较前者不同的是，该模式发放的起搏脉冲间期逐次递减，即第 1 阵脉冲间期也是室性心动周期的一个设置的百分比，如无法有效终止室速，则第 2 阵起搏间期开始递减（脉冲频率加快），一般每次递减 10 毫秒，直至起搏间期达到设置的最小值（一般限定最小周长为 200 毫秒）为止。一般设置为 2 ～ 3 阵。

③ Ramp+ 刺激：为 burst pacing 与 ramp pacing 的结合。例如：前两阵发放的脉冲模式为 burst pacing，之后转为 ramp pacing 模式发放脉冲。有研究发现，该方式对于部分反复发作的折返性室速效果较好。

2）ATP 治疗室速的作用机制：通过发放稍短于心动过速周长的短阵起搏脉冲作用于室速折返环，提前激动折返环上该心动过速波阵前缘可兴奋的心肌组织，使其处于不应期，从而终止心动过速。

室速的常见发生机制包括自律性升高、折返机制和触发活动 3 种。冠心病慢性缺血性心脏病引起的单形性室速大多数为折返机制，ATP 治疗最为有效，成功率为 85% ～ 90%。相反，尖端扭转性室速通常无固定折返环，非缺血性心肌病较少见单行性室速，且较少与折返机制相关，故 ATP 治疗效果差。另外需注意的一点是，如果折返相关室速频率过快、可激动间隙小以及起搏部位远离折返环时，ATP 治疗较难终止室速，而且有可能使室速加快甚至变为室颤，这类情况不建议常规设置 ATP 治疗或仅设置 1 ～ 2 阵 ATP 治疗，主要依靠 shock 治疗终止室速或室颤。

（2）低能量转复

低能量转复（Low-energy shock）是通过释放低能量（新一代 ICD 为 17 ～ 20J）电击以终止室速。必须与一个感知的 R 波进行同步化放电，因此又称为同步电转复（cardioversion，CV），主要适用于一些单形性室速，尤其是规整的、心室率小于 200 次 / 分的心动过速，如 ICD 识别的室速经 ATP 治疗无效后，根据预先设定的治疗步骤，可以在很短的时间内充好电并给予低能量 CV，这样可以避免高能量除颤。应注意，尽管能量较低，但患者仍会有身体不适感，对于部分室速，他也有使其加速甚至恶化为室颤的风险。如果在随访程控中发现 CV 治疗不能有效终止 ICD 识别的室速，建议在 ATP 治疗无效后直接设置高能量除颤，以尽可能保证患者的安全。

（3）高能量除颤

高能量除颤（defibrillation，CD）即释放高能量（通常为 35J，新一代 ICD 可达 41J）进行非同步电除颤（图 16）。是 ICD

治疗功能方式中最强也是最后的选择，主要适用于频率特别快的室速及室颤（成功率＞98%），当前临床应用较多的 ICD 可以连续发放电除颤治疗 5 ～ 8 次，除颤能量一般程控设置为逐次增加，直到装置本身能够提供的最大能量输出，也可根据临床情况直接从最高能量开始除颤。除颤能量越高，纠正室颤的可能性越大，成功率越高。终止的标准一般为 8 个慢于室速识别区的窦性心律和（或）起搏事件。

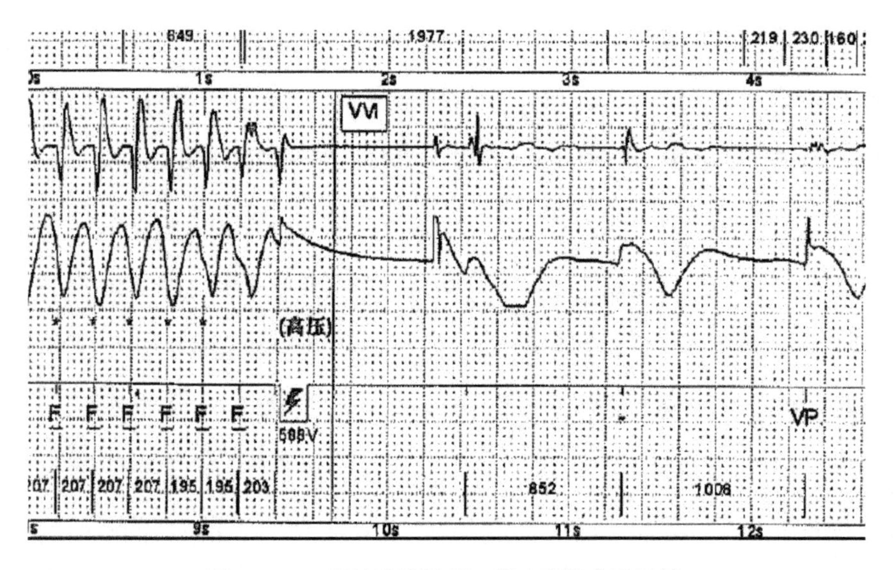

图 16　ICD 发放除颤治疗，终止室性心动过速

24. 植入式心律转复除颤器国内应用情况

我国于 20 世纪 90 年代才完成首例经静脉植入 ICD，因而目前国内真实世界应用情况的研究较少。

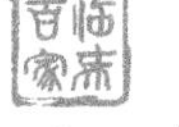

由中国医学科学院阜外医院华伟及张澍教授牵头的十五科技攻关项目子课题收集了全国 31 家医院植入型心律转复除颤器的应用情况。研究发现，2005 年 1 月至 2006 年 12 月共入选的 142 例植入 ICD 的高危患者中，符合指南植入 I 类适应证的患者有 121 例（85.2%），而 Ⅱ a 类适应证者仅 15 例（10.6%）。这说明，我国对 ICD 适应证的把握还是比较准确的。ICD 植入适应证以 I 类适应证为主，即侧重于猝死的二级预防，而 Ⅱ a 类适应证 SCD 一级预防患者的 ICD 治疗有待加强。此外，晚近公布的戴研、陈柯萍、华伟等开展的 ICD 临床应用注册登记研究结果显示，我国 ICD 植入数量仅为 1 ～ 2 例 / 百万人口，且该数值在植入器械中所占比例也仅为 6.8%。一级预防中缺血性心肌病比例高于二级预防，离子通道病比例则低于二级预防。另外，鉴于我国 CHD 发病率和患病率依然很高，而本研究发现，植入 ICD 的患者中缺血性心脏病比例仅为 32.5%，其中一级预防比例仅为 36.7%，考虑与费用昂贵、地区经济不均、医患共同对猝死预防的认知不足等因素有关。

综上，与欧美等发达国家相比，我国在应用 ICD 预防 SCD 上还有相当大的差距，尤其是一级预防上更为显著。考虑到我国仍处于发展中国家，如何提高人群的一级预防意识、明确具有高危因素的 SCD 患者、改善植入 ICD 的成本 – 获益比等方面是现阶段的工作重点。

25. 单腔 *vs*. 双腔 ICD

理论上看，双腔 ICD 由于增加了心房电极导线，可感知心房电活动减少不恰当放电而优于单腔 ICD，另外，双腔 ICD 对于部分心动过缓患者可提供房室顺序起搏，减少右室心尖或间隔部起搏对心功能的影响。然而，真实世界中主要临床研究结果似乎并未证实该理论。

最早 Theuns 等开展前瞻性研究发现，单腔和双腔 ICD 在未被正确识别的房性快速心律失常上并无统计学差别。Friedman 等开展的研究纳入 400 例植入双腔 ICD 的患者，随机程控为单腔组和双腔组，随访结果显示，尽管在房性心律失常不恰当识别上双腔 ICD 组较单腔组低 47%（P=0.03），但两组不恰当放电无统计学差异。2014 年公布的 RAPRURE 研究入选因 SCD 二级预防植入 ICD 的患者共 100 例，随机分为单腔组和双腔组。平均随访 12 个月结果显示，不恰当放电人数上两组均为 2%，且差异无统计学意义。此外，来自多中心的注册研究显示，双腔 ICD 较单腔 ICD 有着更高的围术期并发症和住院病死率。研究者认为与术中需额外固定心房电极带来的二次静脉穿刺风险有关。另外，DAVID Ⅱ的长期随访发现，尽管双腔 ICD 可减少心室起搏比例，但在住院率和病死率方面与单腔 ICD 相比并无获益。

综上，目前无确切证据说明双腔 ICD 在减少不恰当放电和改善生存上优于单腔 ICD。考虑到双腔 ICD 费用更为昂贵，因此，我国《2014 年植入型心律转复除颤器治疗的专家共识》提出，

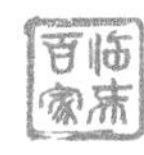

仅对于以下情况：①症状性窦房结功能障碍；②因窦性心动过缓或房室传导障碍需要使用β-受体阻滞剂或其他负性变时功能作用的药物；③记录到二度或三度房室阻滞伴窦性心律，可推荐植入双腔ICD。

26. 植入式心律转复除颤器误放电

科学技术日新月异的发展，使得现代ICD更加智能化，onset，具备自动识别判断室速与室上速等功能，成功挽救了无数的生命。但是，临床上仍然有一定比例的患者出现了最不愿看到的情况——误放电。ICD误放电是指对各种快速性室上性心律失常（如窦速、房扑）及误感知（如导线故障、噪音感知）等进行的误放电治疗。文献报道发生率高达10%～20%。

ICD误放电会对患者带来一系列的影响。一方面，会明显降低患者的生活质量。尽管ICD放电较体外除颤能量小很多，但绝大多数患者能明显感受电击带来的疼痛感，部分患者甚至难以忍受要求取出除颤器。多次的放电会导致患者明显的恐慌、焦虑和抑郁。Jacq等发现，有过ICD放电治疗的患者存在明显的精神症状，而且该症状严重程度与放电次数明显成正比。患者长期处于担忧放电的焦虑、恐慌中，生活质量明显下降。另一方面，会增加远期病死率，尤其对于器质性心脏病患者，这也是最严重的后果。Van Rees等纳入1544例ICD患者的研究发现，经历过1次误放电者其全因死亡风险增加1.6倍。该风险会随着误放电次数的增加而明显增加。另外，MADIT-RIT 研究发现，合适的程控减少的 ICD 误放电可使全因死亡率降低。目前认为，误放电增加患者死亡的可能原因：①电击造成的心肌对心功能会产生损伤，尤其是器质性心脏病患者；②过多的焦虑、恐惧使交感长期过度兴奋，增加室性心律失常的发生风险。

因此，正确识别恶性心律失常、减少 ICD 误放电具有重要的实际意义。首先，也是最重要的，定期程控并个体化优化参数(表 9、表 10)。定期程控能及时发现除颤器存在的问题，如电极故障、肌电干扰等。优化参数可适当上调识别频率和识别个数、降低感知灵敏度等，尤其对一级预防的患者十分重要。RISSY-ICD 研究显示，真实世界中对于一级预防的患者适当上调 VT 和 VF 区识别频率能减少 ICD 误放电，同时能保证恰当治疗率。其次，加强抗心律失常药物治疗。β- 受体阻滞剂等药物在控制快速性室上性心动过速（如房扑、房颤）时的心室率上非常重要，而这是临床上十分常见的误放电原因。最后，严格遵循指南推荐的 ICD 植入指征。国内华伟、张澍等开展的全国 31 家大医院 ICD 植入情况分析显示，仍有 4.2% 的患者因Ⅱ b 类指征植入 ICD。严格把握 ICD 的植入适应证是临床医师所应有的职责。

表 9 2015 年 HRS/EHRA/APHRS/SOLAEC 指南 1 有关心动过速识别的建议

临床特点	推荐级别	证据水平
对于一级预防患者，诊断成立的标准应将检测时间放宽至心动过速持续 6 ～ 12 秒或持续 30 个心动周期，以减少不必要治疗	I	A
对于一级预防患者，治疗区最低识别频率应设置为 185 ～ 200 次 / 分，以减少不必要的治疗	I	A
对于二级预防患者，诊断成立的标准应将检测时间放宽至心动过速持续 6 ～ 12 秒或持续 30 个心动周期，以减少不必要治疗	I	B-R
应将 SVT 鉴别区程控至 200 次 / 分以上，甚至可达 230 次 / 分（有禁忌者除外），以减少不必要的治疗	I	B-R
建议开启导线故障监测及报警功能，以监测潜在的导线问题	I	B-NR
对于已知 VT 发作频率的二级预防患者，可以将治疗区的最低识别频率设置为低于记录到的 VT 频率 10 次 / 分但必须＜ 200 次 / 分，以减少不必要的治疗	Ⅱ a	C-EO
可以设置一个以上的心动过速治疗区，以达到更有效的分层治疗及 SVT 鉴别诊断，对于快 VT 需设置较短的延迟诊断	Ⅱ a	B-R
开启形态学鉴别功能后，如果模板匹配度不满意，需重新获取模板，以提高形态学鉴别的准确度	Ⅱ a	C-LD
可以考虑设置一个无治疗的心动过速监测区，以提示临床医师关注是否存在未被治疗的心动过速	Ⅱ b	B-NR
应关闭 SVT 鉴别诊断中的超时功能，以减少不必要的治疗	Ⅱ b	C-EO
应开启导线噪声鉴别功能，以避免非生理性信号所引起的误放电。如果 ICD 监测到的 VT/VF 没有被除颤回路或其他远场通道证实时，该算法将暂时抑制电除颤发放	Ⅱ b	C-EO
应开启 T 波过感知滤波功能，以减少不必要的治疗	Ⅱ b	C-LD
对于真双极导线，如感知回路故障由尖端到阳极环故障引起，应将感知向量由真双极程控为整合双极，以减少不必要的电除颤	Ⅱ b	C-EO

注：SVT：室上性心动过速；VF：室颤；VT：室速；1 指南：《2015 HRS/EHRA/APHRS/SOLAECE 植入型心律转复除颤器程控及测试优化专家共识》。

表 10　2015 年 HRS/EHRA/APHRS/SOLAEC 指南 1 有关心动过速治疗设置的建议

临床特点	推荐级别	证据水平
所有因结构性心脏病植入具有 ATP 治疗功能的 ICD 患者，应在所有心室率＜ 230 次 / 分的治疗区开启 ATP 治疗，以减少不必要的放电，除非已有证据证实 ATP 治疗无效或可致心律失常	Ⅰ	A
所有因结构性心脏病植入具有 ATP 治疗功能的 ICD 的患者，都应设置一阵不少于 8 个脉冲的 ATP 治疗，并将脉冲发放间期设置为 VT 周长的 84% ～ 88%，以减少不必要的放电，除非已有证据证实 ATP 治疗无效或可致心律失常	Ⅰ	A
建议在 Ramp 治疗前优先设置 Burst 治疗，以提高 ATP 治疗转复的成功率	Ⅰ	B-R
建议在所有的 VT 治疗区设置电除颤治疗，以提高室性心律失常转复的成功率	Ⅱ a	C-EO
建议将 VF 区第 1 次电除颤治疗的能量程控至最大值，以达到第 1 次电除颤治疗即可成功转复室性心律失常的效果，除非前期的除颤测试已证实低能量除颤即可转复	Ⅱ a	C-LD

注：VF：室颤；VT：室速；ATP：抗心动过速起搏治疗。1 指南：《2015 HRS/EHRA/APHRS/SOLAECE 植入型心律转复除颤器程控及测试优化专家共识》。

参考文献

1. 华伟 . 临床实用心脏起搏技术 . 北京：人民卫生出版社，2012.

2. 陈在嘉，高润霖 . 冠心病 .2 版 . 北京：人民卫生出版社，2018.

3. Myerburg RJ，Kessler KM，Castellanos A. Sudden cardiac death：epidemiology，transient risk，and intervention assessment. Ann Intern Med，1993，119（12）：1187-1197.

4. DiMarco JP. Implantable cardioverter-defibrillators. N Engl J Med，2003，349：1836-1847.

5. Huikuri HV，Castellanos A，Myerburg RJ . Sudden death due to cardiac arrhythmias. N Engl J Med，2002，346（12）：945-957.

6. Bardy GH，Troutman C，Poole JE，et al. Clinical experience with a tiered-therapy，multiprogrammable antiarrhythmia device. Circulation，1992，85（5）：1689-1698.

7. Friedman PA，Stanton MS. The pacer-cardioverter-defibrillator：function and clinical experience. J Cardiovasc Electr，1995，6（1）：48-68.

8. Borne RT，Katz D，Betz J，et al. Implantable cardioverter-defibrillators for secondary prevention of sudden cardiac death：a review. Journal of the American Heart Association Cardiovascular & Cerebrovascular Disease，2017，6（3）：e005515.

9. 华伟，张澍，牛红霞，等 . 植入型心律转复除颤器在心脏性猝死一级和二级预防中的应用——全国 31 家医院植入型心律转复除颤器植入适应证分析 . 中华心律失常学杂志，2010，14（1）：9-11.

10. 戴研，陈柯萍，华伟，等 . 植入型心律转复除颤器临床应用现状（20 家医院注册研究）. 中华心律失常学杂志，2017，21（1）：26-30.

11. Theuns DA，Klootwijk AP，Goedhart DM，et al. Prevention of inappropriate therapy in implantable cardioverter-defibrillators：results of a prospective，randomized study of tachyarrhythmia detection algorithms. Journal of the American College of Cardiology，2004，44（12）：2362-2367.

12. Friedman PA，McClelland RL，Bamlet WR，et al. Dual-chamber versus single-chamber detection enhancements for implantable defibrillator rhythm diagnosis. Circulation，2006，113（25）：2871-2879.

13. Friedman PA, Bradley D, Koestler C, et al. A prospective randomized trial of single-or dual-chamber implantable cardioverter-defibrillators to minimize inappropriate shock risk in primary sudden cardiac death prevention. Europace, 2014, 16 (10): 1460-1468.

14. Wilkoff BL, Kudenchuk PJ, Buxton AE, et al. The DAVID (Dual Chamber and VVI Implantable Defibrillator) Ⅱ trial. Journal of the American College of Cardiology, 2009, 53 (10): 872-880.

15. Jacq F, Foulldrin G, Savouré A, et al. A comparison of anxiety, depression and quality of life between device shock and nonshock groups in implantable cardioverter defibrillator recipients. Gen Hosp Psychiatry, 2009, 31 (3): 266-273.

16. Mark DB, Anstrom KJ, Sun JL, et al. Quality of life with defibrillator therapy or amiodarone in heart failure. N Engl J Med, 2008, 359 (10): 999-1008.

17. Ruwald AC, Schuger C, Moss AJ, et al. Mortality reduction in relation to implantable cardioverter defibrillator programming in the Multicenter Automatic Defibrillator Implantation Trial-Reduce Inappropriate Therapy (MADIT-RIT). Circ Arrhythm Electrophysiol, 2014, 7 (5): 785-792.

18. van Rees JB, Borleffs CJW, de Bie MK, et al. Inappropriate implantable cardioverter-defibrillator shocks. J Am Coll Cardiol, 2011, 57 (5): 556-562.

19. Healey JS, Hohnloser SH, Glikson M, et al. Cardioverter defibrillator implantation without induction of ventricular fibrillation: a single-blind, non-inferiority, randomised controlled trial (SIMPLE).Lancet, 2015, 385 (9970): 785-791.

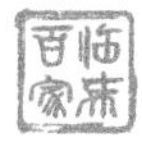

20. Cay S，Canpolat U，Ucar F，et al.Programming implantable cardioverter-defibrillator therapy zones to high ranges to prevent delivery of inappropriate device therapies in patients with primary prevention：results from the RISSY-ICD（Reduction of Inappropriate Shocks by Increased zones）trial. Am J Cardiol，2015，115（9）：1235-1243.

21. Wilkoff BL，Fauchier L，Stiles MK，et al. 2015 HRS/EHRA/APHRS/SOLAECE expert consensus statement on optimal implantable cardioverter-defibrillator programming and testing. J Arrhythm，2016，32（1）：1-28.

（胡奕然　顾敏　丁立刚　华伟　整理）

植入式心律转复除颤器在冠心病心脏性猝死预防中的应用

在当今飞速发展的医学时代，血运重建技术革新了 CHD 的治疗模式。尽管其能使 CHD，特别是心肌梗死早期病死率下降。然而研究发现，CHD 病死率依然不容乐观，死因多数为 SCD。文献报道有 20% ～ 25% 的冠心病患者以 SCD 为首发症状，发生过心肌梗死的患者，其 SCD 的发生率比正常人高 4 ～ 6 倍。在美国，SCD 导致的死亡人数占 CHD 死亡人数的一半，每年夺去 30 万～ 40 万人的生命。心电监测技术显示，冠心病心脏性猝死多数是由心室颤动引起的，大部分患者先出现室性心动过速（室速），持续恶化发生心室颤动（室颤），由于不能得到及时有效的除颤治疗而发生心搏骤停死亡。ICD 的出现为预防冠心病心脏性猝死的发生提供了可能，临床应用几十年来挽救了无数生命。本章节主要介绍 ICD 在冠心病心脏性猝死预防中的应用。

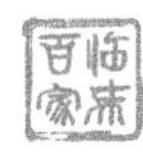

27. 植入式心律转复除颤器在冠心病中应用的循证依据

自 1980 年在美国采用开胸的方式植入世界上第一台 AICD 以来，短短二十余年来多个临床试验（表 11）结果已经证实，ICD 能够有效地降低冠心病患者 SCD 的发生率和病死率，为其应用于冠心病或心肌梗死的二级和一级预防提供了充分的循证依据。

表 11　关于 ICD 在冠心病二级预防的临床试验

临床试验	患者人数（例）	年龄（岁）	LVEF（%）	随访时间（月）	对照组	病死率（%）	
						ICD 组	对照组
AVID	1016	65±10	35	18±12	胺碘酮或索他洛尔	15.8	24.0
CIDS	659	64±9	34	36	胺碘酮	25.3	29.6
CASH	288	58±11	45	57±34	胺碘酮或美托洛尔	36.4	44.4

（1）植入式心律转复除颤器在冠心病二级预防中的循证资料

ICD 最初的主要目的就是针对已经发生过致命性快速性心律失常或 SCD 幸存者预防再次发生恶性心律失常。因此，早期的临床试验主要集中在二级预防上，“AVID 研究”“CIDS 研究”“CASH 研究”已经充分确定了 ICD 在冠心病患者二级预防中的地位。

1）抗心律失常药物对比 ICD 试验（Antiarrhythmics versus Implantable Defibrillators，AVID）：1997 年发表在《新英格兰医

学杂志》的 AVID 研究入选了 1016 例室颤幸存者或伴有晕厥、严重血流动力学紊乱且左室射血分数（left ventricular ejection fraction，LVEF）≤ 40% 的持续性室速患者，随机分为药物治疗组和 ICD 植入组，两组患者中均有 81% 的患者存在冠心病，主要终点设为全因死亡。平均随访（18.2 ± 12.2）个月后结果显示，ICD 组病死率（15.8% ± 3.2%）明显低于药物组（24.0% ± 3.7%）（图 17），亚组分析显示 LVEF < 35% 的患者获益更为显著。

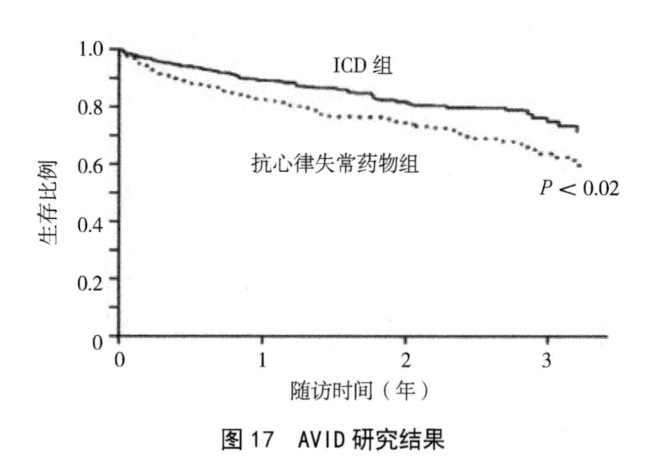

图 17　AVID 研究结果

2）加拿大植入型除颤器研究（Canadian Implantable Defibrillator Study，CIDS）入选了 659 例室颤存活者或伴有晕厥且 LVEF < 35% 的持续性室速患者，随机分为胺碘酮治疗组和 ICD 治疗组，两组患者心脏疾病主要为缺血性心脏病合并心肌梗死（73.1% *vs.* 75.6%），主要终点设为全因死亡，次要终点为心律失常相关死亡。平均随访 3 年结果显示，相比于胺碘酮组，

ICD 组可降低患者全因死亡风险 19.7%（*P*=0.142）（图 18），心律失常相关死亡 32.8%（*P*=0.094）。尽管结果未达到统计学差异，但清晰地显示 ICD 预防 SCD 的有效性。

3）汉堡心搏骤停研究（The Cardiac Arrest Study Hamburg，CASH）入选了 288 例心搏骤停存活者，随机分入除颤组、胺碘酮组和美托洛尔组，3 组患者主要疾病均为冠心病（73% *vs.* 77% *vs.* 70%），主要终点设为全因死亡。平均随访（57±34）个月后结果显示，ICD 组未校正病死率（36.4%）低于药物对照组（44.4%），其全因死亡风险下降 23%（*P*=0.08）（图 19）。

此外，针对上述 3 个临床试验的荟萃分析结果表明，相较于传统抗心律失常药物组，ICD 能减少患者心律失常相关死亡高达 50%，且这样的巨大获益能使患者全因死亡相关风险下降 28%，特别是这类 LVEF ≤ 35% 的患者。

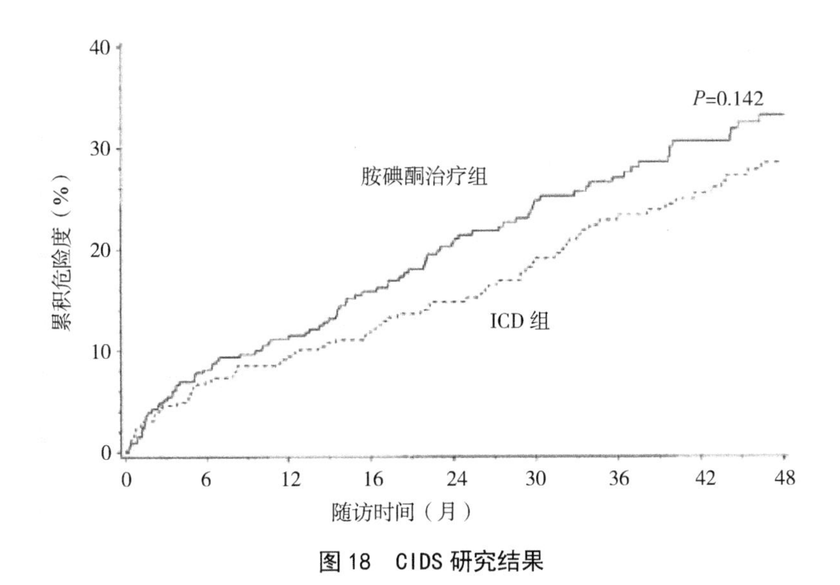

图 18　CIDS 研究结果

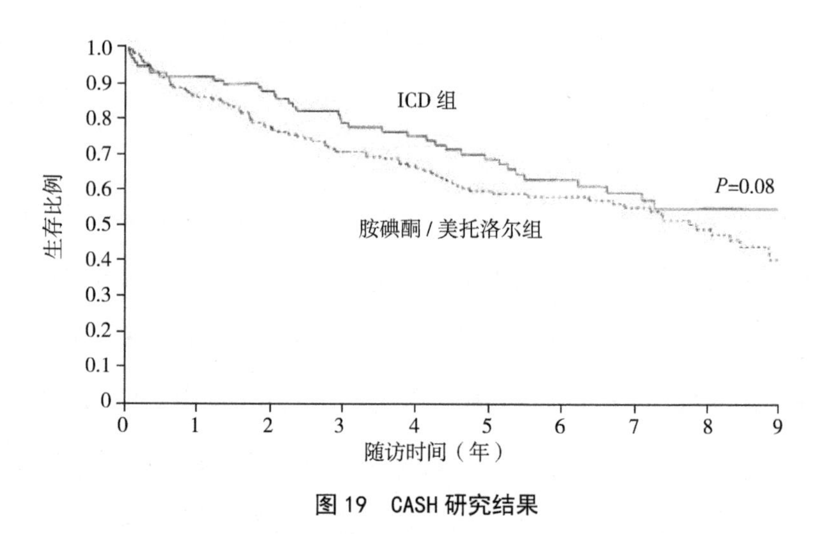

图 19　CASH 研究结果

（2）植入式心律转复除颤器在冠心病一级预防中的循证资料

冠心病，尤其是心肌梗死患者，多合并交感神经过度兴奋、心肌内纤维瘢痕等致恶性心律失常发生的重要因素。因此，SCD 一级预防至关重要。多个临床试验结果（表 12）已经有力地证实了 ICD 在冠心病一级预防中的重要价值。

表 12　ICD 在冠心病一级预防中的临床试验

临床试验	患者人数（例）	年龄（岁）	LVEF（%）	随访时间（月）	对照组	病死率（%）	
						ICD 组	对照组
MADIT	196	63±9	26	27	传统治疗药物	15.7	38.6
MUSTT	704	66.5	30	39	抗心律失常药物	24.0	55.0
MADIT- Ⅱ	1232	64±10	23	20	传统治疗药物	14.2	19.8

1）多中心自动除颤器植入试验（Multicenter Automatic

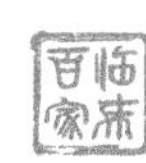

Defibrillator Implantation Trial，MADIT）：MADIT 研究入选了 196 例心肌梗死超过 3 周、NYHA Ⅰ～Ⅲ级和 LVEF ≤ 35% 的患者，无血运重建指征且伴有无症状非持续性室速或电生理检查能诱导出室速，随机分入 ICD 组和常规药物治疗组，主要终点设为全因死亡。平均随访 27 个月结果显示，相较于常规药物组，ICD 能减少这类患者全因死亡风险达 54%（图 20）。这一巨大获益奠定了伴有非持续性室速的心肌梗死患者进行 ICD 一级预防的坚实基础。

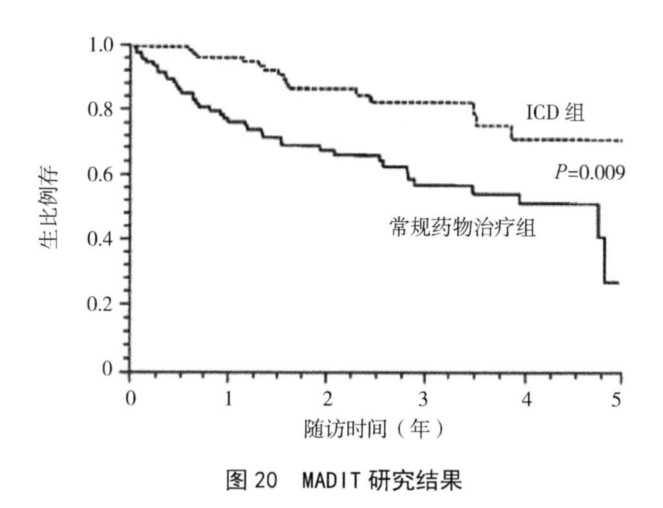

图 20　MADIT 研究结果

2）多中心非持续性心动过速试验（Multicenter Unsustained Tachycardia Trial，MUSTT）：MUSTT 研究入选了 704 例心肌梗死（近 50% 梗死时间超过 3 年）、NYHA Ⅰ～Ⅲ级和 LVEF ≤ 40% 的患者，伴有无症状非持续性室速且程序刺激能诱导出持续性室速，随机分入抗心律失常组（药物或 ICD）和非抗心律失常组，进入抗心律失常组的患者先在电生理检查指导下接受抗心律失常药物治疗，如药物治疗无效则改为 ICD 治疗，主要终点事件设定为心搏骤停或因心律失常致死。中位随访 39 个月结果显示，相较于抗心律失常药组治疗组，ICD 组能减少终点事件发生达 76%，且能减少 60% 的全因死亡风险（图 21）。

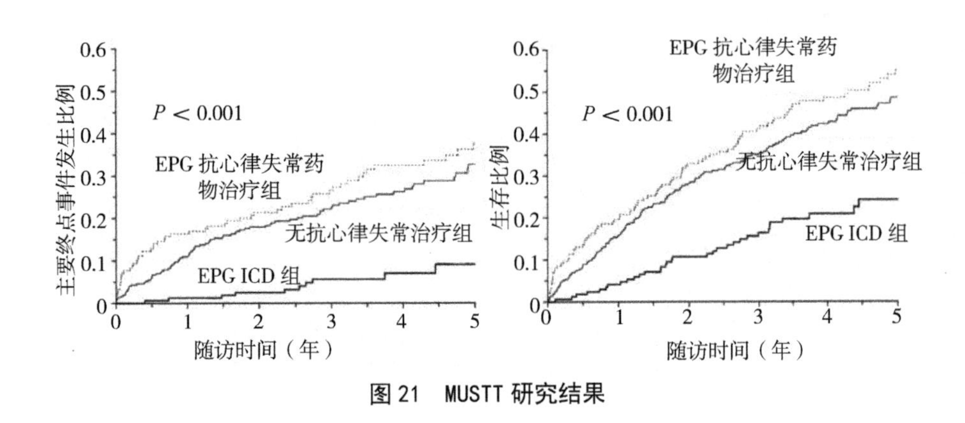

图 21　MUSTT 研究结果

3）多中心自动除颤器植入试验Ⅱ（Multicenter Automatic Defibrillator Implantation Trial Ⅱ，MADIT-Ⅱ）：MADIT-Ⅱ研究入选了 1232 例心肌梗死超过 1 个月（约 88% 梗死时间超过 6 个月）且 LVEF ≤ 30% 的患者。与 MADIT 研究不同在于，入选条件不要求有非持续性室速或电生理诱导出室速。患者按 3 ∶ 2 随机分入 ICD 组和常规药物治疗组，主要终点设为全因死亡。平均随访 20 个月结果显示，相较于常规药物治疗，ICD 能降低全因死

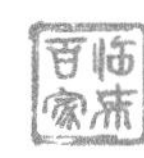

亡风险 31%（图 22）。另外值得一提的是，2010 年公布的该研究 8 年的随访结果证明，该类患者植入 ICD 一级预防在长期生存上仍获益显著。

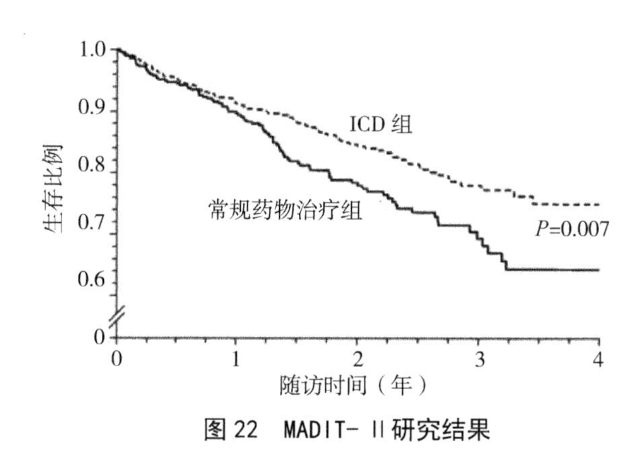

图 22　MADIT- Ⅱ研究结果

28. 最新指南关于植入式心律转复除颤器在冠心病应用中的推荐

综上临床研究结果，充分证据支持冠心病心肌梗死患者植入 ICD 进行一级预防获益十分显著，且在 ICD 一级预防上的重要价值远高于二级预防。2012 年更新的《ACC/AHA/HRS 心律失常器械治疗指南》ICD 应用部分与 2008 年旧版变化不大，国内关于 ICD 应用的《2014 植入型心律转复除颤器治疗的中国专家共识》主要参考该指南编写。而 2017 年底更新的《AHA/ACC/HRS 室性心律失常指南管理和心脏性猝死预防指南》对于上述指南中提到的冠心病患者若需植入 ICD 特别补充了对于患者预期寿命＞ 1 年的要求。另外还特别指出，如果缺血性心肌病患者明确为 SCA 幸存者或明确记录到自发的持续性单形性 VT，应首先评估心肌缺血状况，如果并非血运重建适应证或无法行血运重建，则为 ICD 适应证患者，如果为血运重建适应证患者，则应血运重建后再行评估猝死风险。新指南的补充重点在于提升 ICD 防治的效益。有关 ICD 临床应用预防 SCD 的推荐总结见表 13 ～表 17。

表 13　2012 年美国指南关于冠心病植入 ICD 一级预防的Ⅰ类推荐

心脏病	LVEF（%）	NYHA 分级	证据水平
心肌梗死（＞ 40 天）	＜ 35	Ⅱ～Ⅲ	A
心肌梗死（＞ 40 天）	＜ 30	Ⅰ	A
心肌梗死（伴 NSVT 且 EP 诱发 VF 或 VT）	＜ 40	Ⅰ	B

注：NSVT：非持续性室速；EP：电生理刺激；VF：室颤；VT：室速；NYHA：纽约心功能分级；美国指南：2012《ACC/AHA/HRS 心脏节律异常器械治疗指南》。

表 14　冠心病植入 ICD 二级预防的Ⅰ类推荐

临床特点	证据水平
非可逆原因引起的室颤或血流动力学不稳定的持续室速所致的心搏骤停	A
伴有器质性心脏病的自发的持续性室性心动过速，无论血流动力学是否稳定	B
原因不明的晕厥，在心电生理检查时能诱发有血流动力学显著临床表现的持续室速或室颤	B

表 15 冠心病植入 ICD 的Ⅱ类推荐

临床特点	推荐级别	证据水平
心功能正常或接近正常的持续性室速	Ⅱ a	C
在院外等待心脏移植的患者	Ⅱ a	C
有晕厥和严重器质性心脏病，侵入性和非侵入性检查不能明确原因	Ⅱ b	C

表 16 冠心病植入 ICD 的Ⅲ类推荐

尽管符合上述Ⅰ/Ⅱ类适应证，但预期寿命短于 1 年
无休止的室速或室颤
存在明显精神疾病，可能被器械植入术加重，或是不能进行系统的随访
没有条件行心脏移植或 CRT-D 治疗，药物难以控制的 NYHA Ⅳ级的心力衰竭患者

注：NYHA：纽约心功能分级；CRT-D：心脏再同步化并心律转复除颤器。

表 17 2015ESC 指南 2 关于冠心病心力衰竭和心肌梗死一级预防Ⅰ类推荐的补充

临床特点	LVEF（%）	NYHA 分级	证据水平
缺血性病因所致心力衰竭（最佳药物治疗≥ 3 个月，且心肌梗死后至少 6 周）	≤ 35	Ⅱ～Ⅲ	A
在评估 ICD 植入进行一级预防的必要性时，建议心肌梗死后 6 ～ 12 周重新评估 LVEF	-	-	C

注：ESC 指南：2015 年 ESC《室性心律失常管理和心脏性猝死预防指南》。

29. 植入式心律转复除颤器在冠心病一级预防应用中的挑战

心肌梗死是冠心病最严重的情况，患者在急性期常因为发生恶性心律失常，如持续室速、室颤而死亡，那么心肌梗死后早期植入 ICD 是否能减少患者的病死率？

2004 年 DINAMIT 首次回答了这个问题。该研究入选 674 例急性心肌梗死 6 ～ 40 天内、心脏自主神经功能下降且 LVEF ≤ 35% 的患者，随机分为 ICD 治疗组和非 ICD 组，主要终点事件设为全因死亡，而心律失常相关原因死亡列为次要终点事件。平均随访（30±13）个月后结果显示，尽管在心律失常相关死亡方面 ICD 组可减少死亡风险达 58%，但全因死亡上两组并无差别，这说明心肌梗死早期植入 ICD 减少心律失常相关死亡的获益被其他原因病死率的增加所抵消。尔后，2009 年公布的 IRIS 试验再次证实存在 SCD 高危风险的急性心肌梗死患者早期植入 ICD 并不能有效改善预后。该研究入选了 898 例首次心电图提示心率≥ 90 次 / 分和（或）动态心电图提示发生过频率≥ 150 次 / 分的非持续性室速、急性心肌梗死 5 ～ 31 天内且 LVEF ≤ 40% 的患者，随机分入 ICD 组和最佳药物治疗组，主要终点事件为全因死亡。平均随访 37 个月结果显示，两组在全因死亡上并无差异。后续公布的 pre-SCD Ⅱ注册研究结果也同样符合上述结论，并发现心肌梗死后 11 个月植入 ICD 才可见全因死亡的下降。针对上述研究结果，有学者分析认为，伴有 LVEF 下降的急性心肌梗死患者早期实际上更多的是非心律失常原因高死亡风险，如心力衰竭、其他脏器功能衰竭等，此时植入 ICD 进行一级预防获益不大。与分析相符的如 2011 年一项涉及 16 793 例急性心肌梗死的回顾性研究，发现仅有 8.8% 的患者早期死于冠心病相关 SCD，而高达 75.3% 的患者死于冠心病相关非 SCD。

然而，2011 年公布的 SCD-HeFT 亚组分析结果却提出了质疑。该分析纳入明确缺血性心肌病接受 ICD 或安慰剂治疗的患者，以心肌梗死至植入 ICD 时间的四分位间期或以 18 个月作为临界点进行分组，参照 MADIT- Ⅱ 同样对各组进行敏感性分析以比较生存获益，结果显示，各组间并无病死率上的差异。因此研究者认为，依据心肌梗死时间植入 ICD 进行一级预防并无生存获益。此外，欧洲开展的“SEARCH-MI”注册研究结果支持了上述结论。该多中心注册研究将入选人群按心肌梗死后 ICD 植入时间分为三组（40 天至 1.5 年、1.5 年至 7.0 年、超过 7 年）进行观察，结果发现，尽管心肌梗死后植入 ICD 较晚的患者室性心律失常发生率和 ICD 恰当治疗率更高，但是各组在全因死亡上并无明显差异。

尽管 SCD-HeFT 亚组分析和欧洲“SEARCH-MI”注册研究给临床决策提出了思考，应注意的是，这两项研究毕竟只是回顾性或观察性研究。目前各指南都强调急性心肌梗死尽早血运重建的重要性，而 ICD 进行一级预防建议主要针对心肌梗死后 40 天，且存在 LVEF 下降的患者。因此，尚不建议且无强力证据支持心肌梗死早期植入 ICD。但是考虑到急性心肌梗死早期室性快速心律失常发生风险很高，且 GUSTO- Ⅰ 试验已证实急性心肌梗死伴有室性心律失常的患者有更高的院内病死率和 30 天病死率，故 2014 年《HRS/ACC/AHA 关于未纳入临床试验患者 ICD 应用的专家共识》指出，对于心肌梗死 40 天内的患者，如满足以下情况：①曾在心肌梗死 48 小时后出现持续室性快速心律失常，有明确证据排除与心肌缺血相关，且该心律失常可行导管消融；②因心动过缓等原因需行起搏治疗，且 LVEF ≤ 35%，预计其左室功能不能恢复者，可建议植入 ICD 进行一级预防。而 2017 年底更新的《AHA/ACC/HRS 室性心律失常指南管理和心脏性猝死预防指南》同样强调了心肌梗死后植入 ICD 一级预防的时间问题。特别提到了“40 天”和“90 天”两个重要时间节点，即心肌梗死后 40 天或血运重建后 90 天，才决定评估是否植入 ICD 预防猝死。但是对于伴有 NSVT 的患者，可直接进行电生理检查，如可诱发出持续性 VT，则考虑直接进行 ICD 植入预防猝死（Ⅰ类推荐），无须等待心肌梗死后 40 天或血运重建 90 天。

30. 血运重建时代植入式心律转复除颤器在冠心病心脏性猝死预防中的地位

近年来，随着经皮冠状动脉介入治疗（percutaneous coronary intervention，PCI）技术、冠脉搭桥手术（coronary artery bypass grafting，CABG）等多种血运重建治疗方法的广泛开展，尤其是直接 PCI 应用于急性心肌梗死的早期，通过开通闭塞血管使濒临坏死的心肌得以有效抢救，冠心病的病死率明显呈下降趋势。然而，仍有不少患者在病程的不同阶段可能出现 LVEF 降低、心

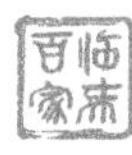

力衰竭和室性心律失常。SCD 为这类患者的主要死亡原因。以往研究表明，已接受完全血运重建的患者中，猝死仍占所有死亡原因的 1/3。因此，冠心病血运重建后 SCD 预防的形势十分严峻。

（1）冠心病血运重建后 SCD 的风险

冠心病患者发生的心律失常多与缺血相关，特别是急性心肌梗死早期出现的恶性室性心律失常，经验认为，血运重建可最大程度减少冠心病心脏性猝死的风险。而研究发现，对合并心力衰竭的慢性稳定型缺血性心脏病及陈旧性心肌梗死的患者，室性心律失常的发生主要由于在心肌瘢痕和纤维化的基础上，心肌电生理特性改变形成了产生和维持室性心律失常的基质，在包括缺血、应激等各种诱因下，即可发生严重室性心律失常或心脏骤停。因此，单靠血运重建并不能有效预防这类心律失常发生的风险。血运重建后应根据患者的不同状况，评估其 SCD 的风险。

1）直接 PCI 后 SCD 的风险：直接 PCI 能显著降低急性心肌梗死患者发生 SCD 的风险。一方面通过再灌注治疗纠正心肌缺血，尽可能减少急性期与缺血相关的恶性室性心律失常的发生，另一方面通过逆转左室重构，改善左心室功能以降低远期与瘢痕重构相关心律失常的发生。但是，却增加了这部分人群后期心力衰竭的发生率。有回顾性研究发现，在 9000 多例 STEMI 患者中，一年累计心力衰竭发生率为 23.4%，出院后一年内新发心力衰竭为 12.0%。另一项研究发现，在接受直接 PCI 出院后的患者远期心脏性死亡中，SCD 为第一位死亡原因，其发生率超过其他心脏性死亡的总和，为心肌再梗死的 2.47 倍。心力衰竭发生率的升高明显增加了心力衰竭相关 SCD 的风险，因此，对于直接 PCI 出院后的患者如发生心力衰竭，仍有较高的 SCD 风险。

2）慢性稳定性冠心病血运重建后 SCD 的风险：对左心室功能正常或轻度降低的慢性稳定性冠心病患者，血运重建方式如 PCI，特别是 CABG 可以降低严重室性心律失常和 SCD 的风险。然而，对左心室功能明显异常、心力衰竭的这类患者，血运重建后仍有较高的 SCD 发生风险。在日本的一项注册研究中，比较 PCI 和 CABG 对三支血管或（和）左主干病变患者预后的影响。随访 4.7 年，如果 LVEF ≤ 50%，PCI 术后猝死占心脏性死亡的 32.1%，CABG 术后猝死占心脏性死亡的 28.3%，猝死仍然是心脏性死亡的主要死亡方式。此外，MADIT- Ⅱ试验的亚组研究观察血运重建后，病程与室性心律失常的关系。在 8 年长期随访中，距血运重建的时间愈久，严重室性心律失常（需要 ICD 治疗）的风险愈大，每增加一年，风险增加 6%。因此，对于合并左室功能明显下降、心力衰竭，以及距血运重建时间长的慢性稳定性缺血性心脏病患者，应更加注意对 SCD 的预防。

（2）EPCI 研究推动 ICD 在冠心病心脏性猝死预防中的迫切性与必要性

尽管血运重建方式极大程度地改善了冠心病，尤其是心肌梗死患者的预后，对于心肌梗死陈旧瘢痕化、左室功能显著降低及合并心力衰竭的患者，发生 SCD 的风险依然不容乐观。国外较早就开始重视冠心病血运重建后 SCD 的预防，特别强调植入 ICD 预防的重要性。而在我国，虽然冠心病血运重建手术量飞速增长，目前每年约有 40 万患者已经接受了 PCI 治疗，但接受 ICD 治疗的人群比例显著低下，提示相当多具有猝死风险的冠心病患者没有得到及时有效的预防。因此，由中华医学会心血管病分会、中华医学会心电生理和起搏分会组织 PCI 医师和电生理（EP）医师共同发起的我国冠心病患者血运重建后 SCD 预防的研究项目（Effective Practice of Cardiovascular Intervention，EPCI），初期回顾性研究旨在对 STEMI 患者的长期病死率进行探究。该研究在 2008 至 2009 年间收集国内 10 家大中心 STEMI 患者的基线特征数据，并在 2012 年 8 月至 2013 年 6 月间对患者进行随访，随访结果令人痛惜，在 1208 例 STEMI 患者中，竟有 54%（546 例）的患者未进行猝死风险的评估（评估 LVEF），且无一例植入 ICD，有 187 例患者死亡，占比达 15%。综上，我国冠心病血运重建后 SCD 的预防刻不容缓。为此，以黄德嘉教授、张澍教授、华伟教授为代表的 EPCI 电生理专家力荐加强植入 ICD 进行冠心病一级预防的必要性，而且发布共识以进一步规范治疗策略（图 23）。有理由相信，该项目将有助于推动我国 SCD 的防治，尤其是冠心病患者 SCD 的一级预防，进而改善该类猝死高危患者的预后。

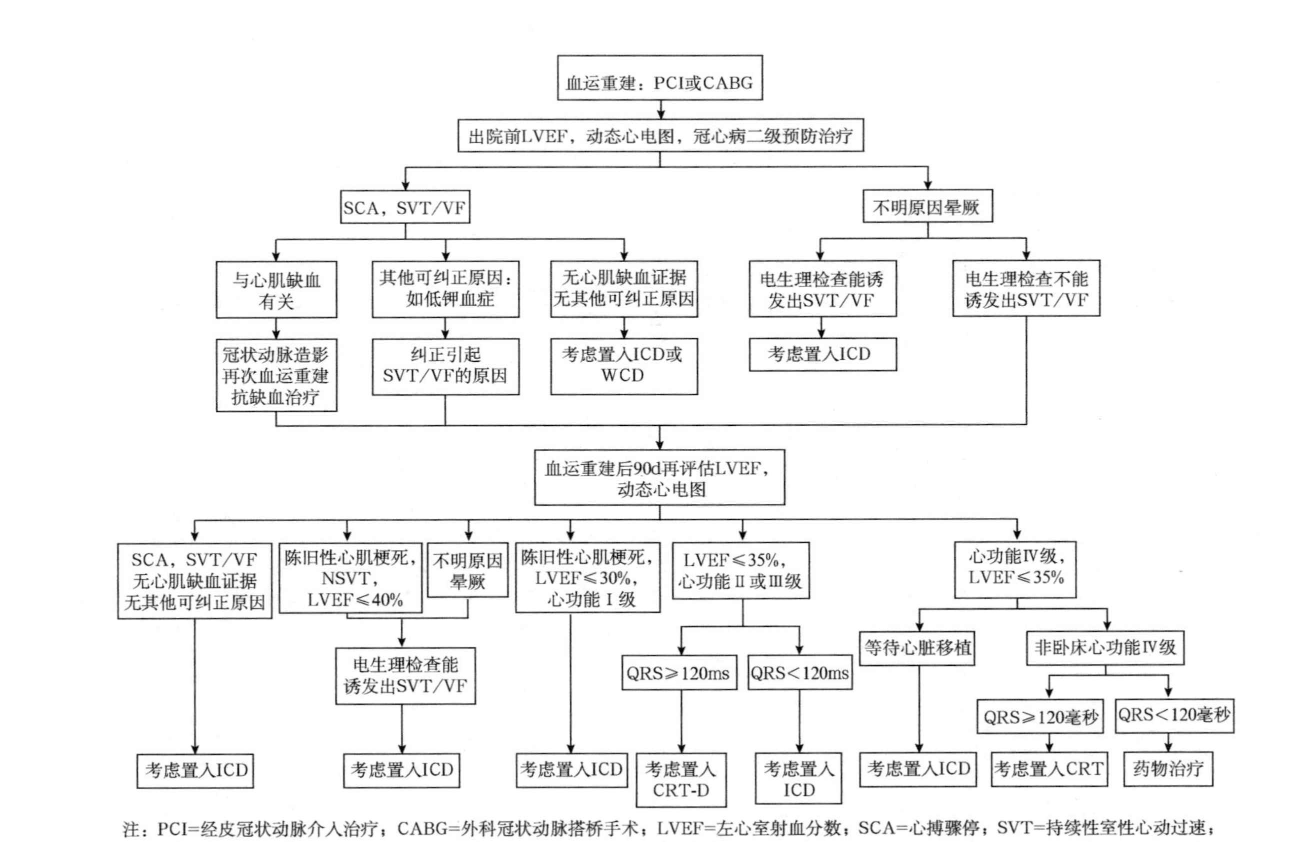

注：PCI=经皮冠状动脉介入治疗；CABG=外科冠状动脉搭桥手术；LVEF=左心室射血分数；SCA=心搏骤停；SVT=持续性室性心动过速；VF=心室颤动；NSVT=非持续性室性心动过速；ICD=植入型心律转复除颤器；CRT=心脏再同步治疗；CRT-D=心脏再同步治疗除颤器；WCD=可穿戴式心脏复律除颤器。

图 23　冠心病血运重建后心脏性猝死预防的流程

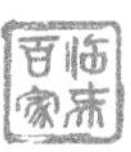

参考文献

1. 陈在嘉，高润霖 . 冠心病 .2 版 . 北京：人民卫生出版社，2018.

2. Myerburg RJ，Kessler KM，Castellanos A. Sudden cardiac death：epidemiology，transient risk，and intervention assessment. Ann Intern Med，1993，119（12）：1187-1197.

3. DiMarco JP. Implantable cardioverter-defibrillators. N Engl J Med，2003，349：1836-1847.

4. Huikuri HV，Castellanos A，Myerburg RJ. Sudden death due to cardiac arrhythmias. N Engl J Med，2002，346（12）：945-957.

5. Bardy GH，Troutman C，Poole JE，et al. Clinical experience with a tiered-therapy，multiprogrammable antiarrhythmia device. Circulation，1992，85（5）：1689-1698.

6. Friedman PA，Stanton MS. The pacer-cardioverter-defibrillator：function and clinical experience. Journal of Cardiovascular Electrophysiology，1995，6（1）：48-68.

7. Borne RT，Katz D，Betz J，et al. Implantable cardioverter-defibrillators for secondary prevention of sudden cardiac death：a review. Journal of the American Heart Association Cardiovascular & Cerebrovascular Disease，2017，6（3）：e005515.

8. Ruder MA. A comparison of antiarrhythmic-drug therapy with implantable defibrillators in patients resuscitated from near-fatal ventricular arrhythmias. N Engl J Med，1997，337（22）：1576-1583.

9. Connolly SJ，Gent M，Roberts RS，et al. Canadian implantable defibrillator study（CIDS）：a randomized trial of the implantable cardioverter defibrillator against

amiodarone. Circulation，2000，101（11）：1297-1302.

10. Kuck KH，Cappato R，Siebels J，et al. Randomized comparison of antiarrhythmic drug therapy with implantable defibrillators in patients resuscitated from the Cardiac Arrest Study Hamburg（CASH）. Cardiac Electrophysiology Review，2000，4（2）：166-169.

11. Connolly SJ，Hallstrom AP，Cappato R，et al. Meta-analysis of the implantable cardioverter defibrillator secondary prevention trials. Eur Heart J，2000，21（24）：2071-2078.

12. Tracy CM，Epstein AE，Darbar D，et al. 2012 ACCF/AHA/HRS focused update of the 2008 Guidelines for device-based therapy of cardiac rhythm abnormalities：a report of the American College of Cardiology Foundation/American Heart Association Task Force on Practice Guidelines and the Heart Rhythm Society. Circulation，2012，126（14）：1784-1800.

13. 中华医学会心电生理和起搏分会 . 植入型心律转复除颤器治疗的中国专家共识 . 中华心律失常学杂志，2014，18（4）：242-253.

14. Al-Khatib SM，Stevenson WG，Ackerman MJ，et al. 2017 AHA/ACC/HRS Guideline for management of patients with ventriculararrhythmias and the prevention of sudden cardiac death. J Am Coll Cardiol，2017，doi：10.1016.

15. Gehi AK，Mehta D，Gomes JA，et al. Evaluation and management of patients after implantable cardioverter-defibrillator shock. JAMA，2006，296（23）：2839-2847.

16. Myerburg RJ. Implantable cardioverter-defibrillators after myocardial infarction. New England Journal of Medicine，2008，359（21）：2245-2253.

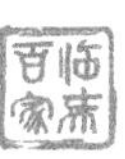

17. Moss AJ，Hall WJ，Cannom DS，et al. Improved survival with an implanted defibrillator in patients with coronary disease at high risk for ventricular arrhythmia. Circulation，1997，95（4）：777.

18. Buxton AE，Lee KL，Fisher JD，et al. A randomized study of the prevention of sudden death in patients with coronary artery disease. Multicenter Unsustained Tachycardia Trial Investigators. N Engl J Med，1999，341（25）：1882-1890.

19. Goldenberg I，Gillespie J，Moss AJ，et al. Long-term benefit of primary prevention with an implantable cardioverter-defibrillator：an extended 8-year follow-up study of the Multicenter Automatic Defibrillator Implantation Trial Ⅱ. Circulation，2010，122（13）：1265-1271.

20. Priori SG，Blomström-Lundqvist C，Mazzanti A，et al. 2015 ESC Guidelines for the management of patients with ventricular arrhythmias and the prevention of sudden cardiac death. Eur Heart J，2015，36（41）：2793-2867.

21. Bunch TJ，May HT，Bair TL，et al. Trends in early and late mortality in patients undergoing coronary catheterization for myocardial infarction：implications on observation periods and risk factors to determine ICD candidacy. Heart Rhythm，2011，8（9）：1460-1466.

22. Piccini JP，Al-Khatib SM，Hellkamp AS，et al. Mortality benefits from implantable cardioverter-defibrillator therapy are not restricted to patients with remote myocardial infarction：an analysis from the Sudden Cardiac Death in Heart Failure Trial（SCD-HeFT）. Heart Rhythm，2011，8（3）：393-400.

23. Giuseppe B，Botto G，Lunati M，et al. Influence of time between last

myocardial infarction and prophylactic implantable defibrillator implant on device detections and therapies. “Routine Practice” data from the SEARCH MI registry. BMC Cardiovasc Disord，2012，12：72.

24. 郭继鸿 . ICD 一级预防面临的挑战 . 临床心血管病杂志，2017（4）：291-299.

25. Newby KH，Thompson T，Stebbins A，et al. Sustained ventricular arrhythmias in patients receiving thrombolytic therapy incidence and outcomes. Circulation，1998，98（23）：2567-2573.

26. Kusumoto FM，Calkins H，Boehmer J，et al. HRS/ACC/AHA expert consensus statement on the use of implantable cardioverter-defibrillator therapy in patients who are not included or not well represented in clinical trials. Journal of the American College of Cardiology，2014，64（11）：1143-1177.

27. Barsheshet A，Moss AJ，Huang DT，et al. Applicability of a risk score for prediction of the long-term（8-year）benefit of the implantable cardioverter-defibrillator. J Am Coll Cardiol，2012，59（23）：2075-2079.

28. Carson P，Wertheimer J，Miller A，et al. The STICH trial（Surgical Treatment for Ischemic Heart Failure）：mode-of-death results. J Am Coll Cardiol HF，2013，1（5）：400-408.

29. Shen MJ，Zipes DP. Role of the autonomic nervous system in modulating cardiac arrhythmias. Circ Res，2014，114（6）：1004-1021.

30. Tomaselli GF，Zipes DP. What causes sudden death in heart failure? Circ Res，2004，95（8）：754-763.

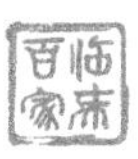

31. Natale A，Sra J，Axtell K，et al. Ventricular fibrillation and polymorphic ventricular tachycardia with critical coronary artery stenosis：does bypass surgery suffice? J Cardiovasc Electrophysiol，1994，5（12）：988-994.

32. Kaul P，Ezekowitz JA，Armstrong PW，et al. Incidence of heart failure and mortality after acute coronary syndromes. Am Heart J，2013，165（3）：379-385.

33. Pedersen F，Butrymovich V，Kelbaek H，et al. Short- long-term cause of death in patients treated with primary PCI for STEMI. J Am Coll Cardiol, 2014, 64(20): 2101-2108.

34. Holmes DR，Davis KB，Mock MB，et al. The effect of medical and surgical treatment on subsequent sudden cardiac death in patients with coronary artery disease：a report from the Coronary Artery Surgery Study. Circulation，1986，73（6）：1254-1263.

35. Marui A，Kimura T，Nishiwaki N，et al. Comparison of five-year outcomes of coronary artery bypass grafting versus percutaneous coronary intervention in patients with left ventricular ejection fractions ≤ 50% versus ＞ 50%（from the CREDO-Kyoto PCI/CABG Registry Cohort-Z）. Am J Cardiol，2014，114（7）：988-996.

36. Barsheshet A，Goldenberg I，Moss AJ，et al. Effect of elapsed time from coronary revascularization to implantation of a cardioverter defibrillator on long-term survival in the MADIT-II trial. J Cardiovasc Electrophysiol，2011，22（11）：1237-1242.

37. 黄德嘉，霍勇，张澍，等 . 冠心病血运重建后心脏性猝死的预防 . 中华心律学杂志，2017，21（1）：9-21.

（胡奕然　顾敏　丁立刚　整理）

植入式心律转复除颤器在心力衰竭心脏性猝死预防中的应用

在过去的半个世纪，CVD 在诊断和防治上取得了不俗的成绩，其发病率和病死率显著降低，只有心力衰竭（心衰）是个例外。用心血管界泰斗 Braunwald 教授的这句话形容再好不过：心力衰竭是 CVD 的最后堡垒。心力衰竭预后差，5 年病死率可达 50% ～ 80%，甚至高于部分恶性肿瘤。SCD 是心力衰竭除泵衰竭之外的第二死因。在短短十余年内，ICD 在预防心力衰竭患者 SCD 方面已积累了充分的经验，循证依据证明其在预防 SCD 中的重要价值。

31. 植入式心律转复除颤器在心力衰竭中应用的循证依据

（1）植入式心律转复除颤器在心力衰竭 SCD 中的二级预防循证资料

二级预防主要为已发生过 SCD 的幸存者预防再次发生恶性

心律失常。第27节罗列的ICD二级预防临床研究对象中已包含了LVEF减低的心力衰竭患者，故不再赘述。

（2）植入式心律转复除颤器在心力衰竭SCD中的一级预防循证资料

恶性心律失常具有突发、不可预料等特点，常在首次发病就有致死致残的高风险，尤其对于器质性心脏病患者，因此，SCD一级预防至关重要。多个临床试验结果（表18）已经有力地证实了ICD一级预防的重要价值。

表18　ICD一级预防临床试验

临床试验	患者人数（例）	年龄（岁）	LVEF（%）	随访时间（月）	对照组	病死率（%）	
						ICD组	对照组
DEFINITE	458	58.3	21.4	29.0±14.4	标准心力衰竭治疗药物	7.9	14.1
SCD-HeFT	2521	60.1	25.0	45.5	胺碘酮或安慰剂	21.9	28.6

1）非缺血性心肌病ICD治疗评价（Defibrillators in Non-Ischemic Cardiomyopathy Treatment Evaluation，DEFINITE）：DEFINITE研究入选了458例LVEF＜36%、伴有频发室早和非持续性室速的非缺血性心力衰竭患者，随机分为标准心衰药物治疗组和标准心衰药物+ICD组（1∶1），主要终点设为全因死亡。平均随访（29.0±14.4）个月结果显示，相较于单纯药物组，

ICD 能减少 35% 的全因死亡风险，而心律失常死亡风险减少高达 80%（图 24）。由于显著的临床获益，仅该项临床研究就将 ICD 应用于 LVEF ≤ 35%、NYHA 分级 Ⅱ ～Ⅲ级的非缺血性心肌病心力衰竭一级预防的适应证推荐为 Ⅰ 类。

2）心力衰竭心脏性猝死试验（The Sudden Cardiac Death in Heart Failure Trial，SCD-HeFT）：SCD-HeFT 研究入选了 2521 例 NYHA Ⅱ～Ⅲ级且 LVEF ≤ 35% 的心力衰竭患者。患者在基本心力衰竭药物治疗的基础上随机分入以下三组：安慰剂组、胺碘酮组和单腔 ICD 组，主要终点设为全因死亡。中位随访 45.5 个月结果显示，相较于安慰剂组，ICD 能减少 23% 的全因死亡风险，而胺碘酮组未见获益（图 25）。该研究结果的公布使冠心病病因心力衰竭的 ICD 一级预防推荐级别由 Ⅱ 类升级为 Ⅰ 类推荐，且证据级别很高。

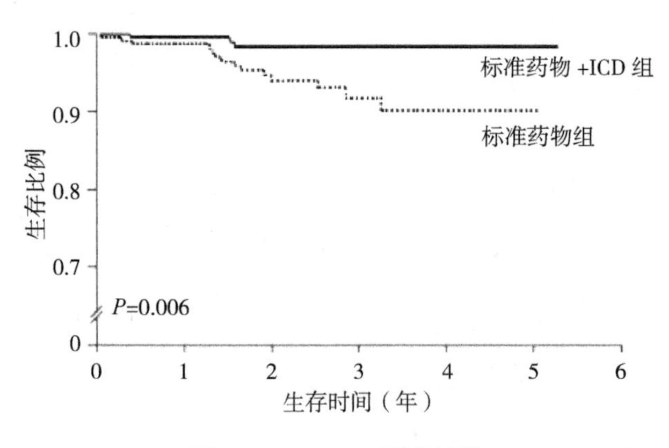

图 24 DEFINITE 研究结果

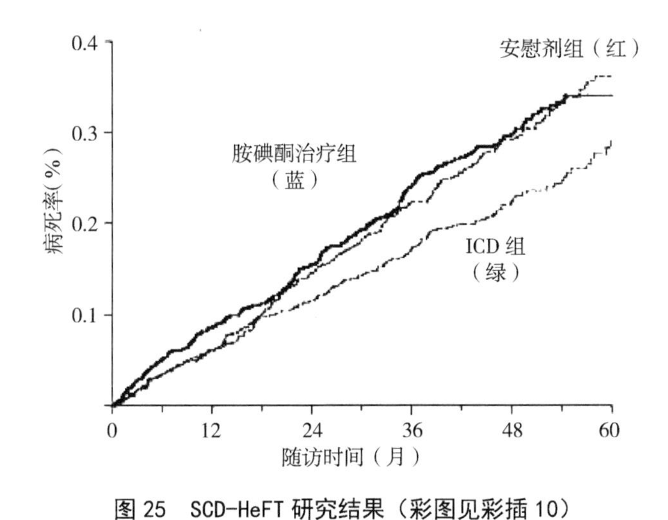

图 25 SCD-HeFT 研究结果（彩图见彩插 10）

32. 最新指南关于植入式心律转复除颤器在冠心病应用中的推荐

综上临床研究结果，无论是缺血性心脏病还是非缺血性心肌病，充分证据支持植入 ICD 进行一级预防获益十分显著，ICD 在一级预防上的重要价值远高于二级预防。2012 年更新的《ACC/AHA/HRS 心律失常器械治疗指南》ICD 应用部分与 2008 年旧版变化不大，国内关于 ICD 应用的《2014 植入型心律转复除颤器治疗的中国专家共识》主要参考该指南。而 2017 年底更新的《AHA/ACC/HRS 室性心律失常指南管理和心脏性猝死预防指南》对于上述指南中器质性心脏病患者（缺血性和非缺血性）特别补充了对于患者预期寿命大于 1 年的要求。另外还特别指出，如果缺血性心肌病患者明确为 SCA 幸存者或明确记录到自发的持续性单形性 VT，应首先评估心肌缺血状况，如果并非血运重建适应证或无法行血运重建，则为 ICD 适应证患者，如果为血运重建适应证患者，则应血运重建后再行评估猝死风险。新指南的补充重点在于提升 ICD 防治的效益。有关 ICD 临床应用预防 SCD 的推荐总结见表 19 ～表 23。

表 19 《2012 ACC/AHA/HRS 心律失常器械治疗指南》心力衰竭 SCD 预防的 I 类推荐

临床特点	证据水平
非可逆性原因引起的室颤或血流动力学不稳定的持续室速所致的心搏骤停	A
伴有器质性心脏病的自发的持续性室性心动过速，无论血流动力学是否稳定	B
原因不明的晕厥，在心电生理检查时能诱发有血流动力学显著临床表现的持续室速或室颤	B
心肌梗死所致 LVEF ＜ 35%，且心肌梗死 40 天以上，NYHA 分级Ⅱ～Ⅲ级	A
心肌梗死所致非持续性室速，LVEF ＜ 40% 且电生理检查能诱发出室颤或持续室速	B
NYHA 分级Ⅱ～Ⅲ级，LVEF ≤ 35% 的非缺血性心肌病患者	B
心肌梗死所致 LVEF ＜ 30%，且心肌梗死 40 天以上，NYHA Ⅰ级	A

注：NYHA：纽约心功能分级。

表 20 《2012 ACC/AHA/HRS 心律失常器械治疗指南》 I 类推荐

临床特点	推荐级别	证据水平
非缺血性扩张型心肌病，LVEF ≤ 35%，NYHA 分级Ⅰ级	Ⅱb	C

注：NYHA：纽约心功能分级。

表 21 《2012 ACC/AHA/HRS 心律失常器械治疗指南》Ⅲ类推荐

尽管符合上述Ⅰ/Ⅱ类适应证，但预期寿命短于 1 年
合并无休止的室速或室颤
存在明显精神疾病，可能被器械植入术加重，或是不能进行系统的随访
没有条件行心脏移植或 CRT-D 治疗，药物难以控制的 NYHA Ⅳ级的心力衰竭患者

注：CRT-D：心脏再同步化并心律转复除颤器。

表 22 2015 ESC 指南关于冠心病心力衰竭和心肌梗死一级预防Ⅰ类推荐的补充

临床特点	LVEF (%)	NYHA 分级	证据水平
缺血性病因所致心力衰竭（最佳药物治疗≥ 3 个月，且心肌梗死后至少 6 周）	≤ 35	Ⅲ～Ⅱ	A

注：ESC 指南：《2015 ESC 室性心律失常管理和心脏性猝死预防指南》；NYHA：纽约心功能分级。

表 23 2017 AHA 指南 2 关于缺血性和非缺血性心肌病患者一级预防的推荐补充

临床特点	推荐级别	证据水平
非住院的 NYHA Ⅳ级缺血性心肌病患者，等待心脏移植或预备植入左室辅助装置，预期寿命 1 年以上	Ⅱa	B

注：NYHA：纽约心功能分级；AHA 指南：《2017 AHA/ACC/HRS 室性心律失常指南管理和心脏性猝死预防指南》。

33. 植入式心律转复除颤器在心力衰竭一级预防应用中的挑战

（1）冠心病缺血性心力衰竭患者 ICD 一级预防均能获益?

多个随机对照临床试验已经证实，ICD 能够有效改善冠心病心肌梗死，LVEF ≤ 35% 心力衰竭患者的预后，但是所纳入的研究对象是否会因自身的异质性而存在不同的临床结局？ 2012 年公布的 MADIT- Ⅱ亚组分析结果试图解答这个问题。该亚组分析将校正后影响患者病死率且具有统计学意义的前五位单因素（纽约心功能分级＞Ⅱ级，年龄＞ 70 岁、血尿素氮＞ 26mg/dl、QRS 波时限＞ 120 毫秒和房颤）作为危险因素纳入评分系统，每个危险因素计 1 分，将所有 MADIT- Ⅱ研究对象计算完总分后分为三组：低危风险组(0 分)、中危风险组(1 ～ 2 分)和高危风险组(≥ 3 分)，将常规药物治疗的对照组与这三组进行比较，结果令人惊愕：

1）低危风险组：其 8 年随访全因死亡风险较对照组减少达 48%（$P < 0.001$)，该结果比全组降低全因死亡的 34% 还要高。

2）中危风险组：与对照组相比，减少全因死亡风险 34%（$P < 0.001$)，结果与全组降低情况正好一致。

3）高危风险组：尽管减少全因死亡风险 16%，差异却无统计学意义（$P=0.247$)。

该亚组分析或许提醒我们，当符合指南推荐植入 ICD 进行一级预防的缺血性心力衰竭患者，并非所有患者最终都能从中获益，建议临床医师应该对患者进行全面评估后再决定手术。对于存在较多死亡危险因素的患者，ICD 一级预防远期实际获益可能不大，《2017 AHA/ACC/HRS 室性心律失常指南管理和心脏性猝死预防指南》也特别补充了对于此类患者植入 ICD 预期寿命大于 1 年的要求。

（2）非缺血性心肌病心力衰竭患者 ICD 一级预防均能获益?

指南对于非缺血性心肌病心力衰竭患者 ICD 一级预防的适应证推荐主要基于 DEFINITE 研究结果。而近年来，“金三角”药物治疗理念和 CRT 的大力推广，显著改善了非缺血性心力衰竭患者的临床预后。那么，继续遵循指南推荐的 LVEF 和 NYHA 分级推荐 ICD 的一级预防策略是否仍能使患者获益?

2016 年公布的 DANISH 研究结果首先回答了该问题。该研究入选 1116 例符合指南推荐的 LVEF ≤ 35%、NYHA Ⅱ～Ⅲ级有症状的非缺血性心力衰竭患者，随机分为 ICD 治疗组（556 例）和常规药物治疗组（560 例），两组在 CRT 植入比例上基本相同（58%）。主要终点事件设为全因死亡，次要终点为 SCD 和心血管原因死亡。中位随访 67.6 个月结果显示，尽管 ICD 组能减少 50% 的 SCD 风险，但在全因死亡和心血管原因死亡上两组并无差别。该研究结论的公布对当今指南对于非缺血性心肌病植入 ICD 一级预防带来了不少质疑。但有学者指出，DANISH 研究的纳入对象有超过一半患者植入 CRT，CRT 可以降低心力衰竭患者猝死风险，而 CRT+ICD 一级预防患者的额外获益主要来自于 CRT 无反应人群中猝死风险的额外保护，因此，无 CRT 的非缺血性心肌病患者植入 ICD 带来的获益明显被掩盖了。尔后，Al-Khatib 等将 DANISH 纳入开展的荟萃分析显示，ICD 能显著降低非缺血性心肌病患者 25% 的全因死亡风险。

综上，充分抗心力衰竭优化药物和 CRT 治疗显著降低了非缺血性心力衰竭患者的病死率，但文献报道SCD仍是主要的死亡原因。因此，植入ICD一级预防仍然是重要且有效的预防手段。然而，ICD毕竟费用昂贵。如何个体化评估缺血性心肌病心力衰竭患者SCD的发生风险，明确具有高危SCD发生风险的患者，提高ICD一级预防的效率必然是未来的工作方向。

参考文献

1. DiMarco JP. Implantable cardioverter – defibrillators. N Engl J Med，2003，349（19）：1836-1847.

2. Huikuri HV，Castellanos A，Myerburg RJ . Sudden death due to cardiac arrhythmias. N Engl J Med，2002，346（12）：945-957.

3. Bardy GH，Troutman C，Poole JE，et al. Clinical experience with a tiered-therapy，multiprogrammable antiarrhythmia device. Circulation，1992，85（5）：1689-1698.

4. Kadish A，Dyer A，Daubert JP，et al. Prophylactic defibrillator implantation in patients with nonischemic dilated cardiomyopathy.Congestive Heart Failure，2010，10（5）：257-258.

5. Bardy GH，Lee KL，Mark DB，et al.Amiodarone or an implantable cardioverter-defibrillator for congestive heart failure.Acc Current Journal Review，2005，14（4）：44.

6. Tracy CM，Epstein AE，Darbar D，et al. 2012 ACCF/AHA/HRS focused update of the 2008 guidelines for device-based therapy of cardiac rhythm Abnormalities：a

report of the American College of Cardiology Foundation/American Heart Association Task Force on Practice Guidelines and the Heart Rhythm Society. Circulation，2012，126（14）：1784-1800.

7. 中华医学会心电生理和起搏分会 . 植入型心律转复除颤器治疗的中国专家共识 . 中华心律失常学杂志，2014，18（4）：242-253.

8. Priori SG，Blomström-Lundqvist C，Mazzanti A，et al. 2015 ESC Guidelines for the management of patients with ventricular arrhythmias and the prevention of sudden cardiac death. Eur Heart J，2015，36（41）：2793-2867.

9. Al-Khatib SM，Stevenson WG，Ackerman MJ，et al. 2017 AHA/ACC/HRS Guideline for management of patients with ventricular arrhythmias and the prevention of sudden cardiac death. J Am Coll Cardiol，2017，doi：10.1016.

10. 郭继鸿 . ICD 一级预防面临的挑战 . 临床心血管病杂志，2017，（4）：291-299.

11. Barsheshet A，Moss AJ，Huang DT，et al. Applicability of a risk score for prediction of the long-term（8-year）benefit of the Implantable cardioverter-defibrillator. J Am Coll Cardiol，2012，59（23）：2075-2079.

12. Carson P，Wertheimer J，Miller A，et al. The STICH trial（Surgical Treatment for Ischemic Heart Failure）：mode-of-death results. Jacc Heart Fail，2013，1（5）：400-408.

13. Tomaselli GF，Zipes DP. What causes sudden death in heart failure? Circ Res，2004，95（8）：754-763.

14. Kober L，Thune JJ，Nielsen JC，et al. Defibrillator Implantation in patients with

nonischemic systolic heart failure. N Engl J Med，2016，375（13）：1221-1230.

15. Mcmurray JJ. The ICD in heart failure - time for a rethink？ N Engl J Med，2016，375（13）：1283-1284.

16. Alkhatib SM，Fonarow GC，Joglar A，et al. Primary prevention implantable cardioverter defibillators in patients with nonischemic cardiomyopathy：a meta-analysis. JAMA Cardiol，2017，2（6）：685-688.

（胡奕然　金汉　顾敏　牛红霞　整理）

植入式心律转复除颤器在心肌病和离子通道病心脏性猝死预防中的应用

34. 最新指南关于植入式心律转复除颤器在心肌病和离子通道病应用中的推荐

心肌病和离子通道病是一类非获得性心脏病，前者主要包括特发性扩张型心肌病、肥厚型心肌病、致心律失常右室心肌病、限制性心肌病和左室致密化不全。后者主要包括 BrS、LQTS、儿茶酚胺敏感性多形性室性心动过速等。这一类心脏病发病率偏低，但具有较高的恶性心律失常发生率。许多患者常以晕厥或 SCD 为首发表现。药物治疗对此类疾病效果欠佳。目前认为，植入型心律转复除颤器是目前最有效、最可靠的预防此类患者发生 SCD 中的治疗手段，由于患病率低，既往未将此类患者纳入临床研究以获得循证依据，但许多研究已经证实

ICD 在预防此类疾病发生 SCD 的价值。考虑到此类疾病较为少见，本节仅罗列最新 ICD 相关指南推荐。有关总结见表 24 ～表 27。

表 24 《2012 ACC/AHA/HRS 心律失常器械治疗指南》Ⅰ类推荐

临床特点	证据水平
非可逆性原因引起的室颤或血流动力学不稳定的持续室速所致的心搏骤停	A
伴有器质性心脏病的自发的持续性室性心动过速，无论血流动力学是否稳定	B
原因不明的晕厥，在心电生理检查时能诱发有血流动力学显著临床表现的持续室速或室颤	B
NYHA 分级Ⅱ～Ⅲ级，LVEF ≤ 35% 的非缺血性心肌病患者	B

表 25 《2012 ACC/AHA/HRS 心律失常器械治疗指南》Ⅱ类推荐

临床特点	推荐级别	证据水平
原因不明的晕厥，伴有明显左室功能障碍的非缺血性扩张型心肌病	Ⅱa	C
心功能正常或接近正常的持续性室速	Ⅱa	C
肥厚型心肌病，至少有一项主要 SCD 危险因素	Ⅱa	C
致心律失常性右室发育不良 / 心肌病，至少有一项主要 SCD 危险因素	Ⅱa	C
服用 β- 受体阻滞剂期间发生晕厥和（或）室速的长 QT 综合征	Ⅱa	B
在院外等待心脏移植的患者	Ⅱa	C
有晕厥史的 Brugada 综合征患者	Ⅱa	C
有明确室速记录但没有引起心搏骤停的 Brugada 综合征患者	Ⅱa	C
儿茶酚胺敏感性室速，服用 β- 受体阻滞剂后仍出现晕厥和（或）室速	Ⅱa	C

续表

临床特点	推荐级别	证据水平
心脏结节病，巨细胞性心肌炎或 Chagas 病	Ⅱ a	C
非缺血性扩张型心肌病，LVEF ≤ 35%，NYHA 分级 Ⅰ 级	Ⅱ b	C
有 SCD 危险因素的长 QT 综合征患者	Ⅱ b	B
有晕厥和严重器质性心脏病，侵入性和非侵入性检查不能明确原因	Ⅱ b	C
有猝死史的家族性心肌病患者	Ⅱ b	C
左室致密化不全患者	Ⅱ b	C

表 26 《2012 ACC/AHA/HRS 心律失常器械治疗指南》Ⅲ类推荐

尽管符合上述Ⅰ/Ⅱ类适应证，但预期寿命短于 1 年
无休止的室速或室颤
存在明显精神疾病，可能被器械植入术加重，或是不能进行系统的随访
没有条件行心脏移植或 CRT-D 治疗，药物难以控制的 NYHA Ⅳ级的心力衰竭患者
合并 WPW 综合征的房性心律失常、右室或左室流出道室速、特发性室速，或无器质性心脏病的分支相关性室速，经手术或导管消融可治愈者
没有器质性心脏病，由完全可逆病因导致的室性快速性心律失常（如电解质紊乱、药物或创伤）

表 27 2017 AHA 指南 1 关于心肌病患者一级预防的推荐补充

临床特点	推荐级别	证据水平
非住院的 NYHA Ⅳ级缺血性心肌病患者，等待心脏移植或预备植入左室辅助装置，预期寿命 1 年以上	Ⅱ a	B
非缺血性心肌病如因 *Lamin A/C* 基因突变引起且伴有两项或更多的猝死风险（NSVT，LVEF ＜ 45%，男性，无意义突变），可考虑植入 ICD	Ⅱ a	B

注：NSVT：非持续性室速；NYHA：纽约心功能分级；CRT-D：心脏再同步化并心律转复除颤器。
1AHA 指南：《2017 AHA/ACC/HRS 室性心律失常指南管理和心脏性猝死预防指南》。

35. 致心律失常右心室心肌病患者植入植入式心律转复除颤器预防心脏性猝死的长期随访结果

致心律失常右心室心肌病（Arrhythmogenic right ventricular cardiomyopathy，ARVC）已被确认是一种遗传性心肌病，病理特征为正常的右室心肌被纤维脂肪组织浸润，有的患者可表现为单纯左心室受累或双心室受累。ARVC 临床表现多样，部分患者仅有心悸、气短，而有些患者则可出现晕厥、心力衰竭、SCD。

ARVC 患者治疗的主要目标是预防 SCD，治疗方案的制定则需要结合患者的具体病情。目前，植入式心律转复除颤器（ICD）是终止室性心律失常、预防 SCD 最为可靠的方法。目前国内 ARVC 患者植入 ICD 预防 SCD 的长期随访结果匮乏。

资料和方法

患者人群：将 1996 年 12 月至 2015 年 9 月就诊于中国医学科学院阜外医院并确诊为 ARVC 植入 ICD、定期复查并有连续记录的 39 例患者纳入本研究。

随访及心律失常事件分类：患者出院前及出院后每 3 ～ 6 个月进行 ICD 问询检查。要求患者在出现晕厥、难以终止的心悸或 ICD 电击治疗后及时到医院就诊。末次随访时，调取患者所有 ICD 记录及既往门诊、再次入院的详细程控记录，对心律失常类型及 ICD 治疗效果进行核实。对于未保留详细腔内心电图的心律失常事件，我们相信患者既往门诊复查时电生理医师的判断。

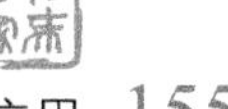

结合 ICD 的工作原理，定义频率≥ 220 次 / 分的室性心律失常为室颤（VF）。频率＜ 220 次 / 分的室性心律失常为室性心动过速（ventricular tachycardia，VT）。ICD 电风暴定义为 24h 内室性心律失常反复发作，引起 3 次或 3 次以上 ICD 治疗发放。非持续性室性心动过速（nonsustained ventricular tachycardia，NSVT）定义为 30s 内自行终止的 VT。

根据心律失常事件发作时的心率、腔内心电图及 ICD 干预结果，将 ICD 发放的治疗划分为恰当与不恰当两类。恰当治疗是指 ICD 正确诊断 VT/VF 后发放的治疗，而不恰当治疗是指 ICD 设备故障或将室上性心动过速误识别为 VT/VF 后发放的治疗。根据 ICD 治疗后 VT/VF 是否终止，判断 ICD 治疗是否有效。

猝死的判断依据国际心脏病学会及美国心脏协会制定的标准：突然发生或者急性症状出现后 24h 内发生的未预期到的死亡。

结果

研究共纳入 39 例 ARVC 患者（基线资料见表 28），男性 32 例（82.1%），确诊时平均年龄（42.1 ± 14.8）岁，33 例（86.4%）患者 ICD 植入前出现过 VT/VF。患者的中位随访时间为 48.6（32.3 ～ 73.3）个月，随访期间 3 例（7.7%）死亡，其中 1 例患者为猝死，另外 2 例患者分别死于心力衰竭和脑梗死。28 例（71.8%）患者共接受 540 次 ICD 恰当治疗，其中 5 例（12.8%）患者首次 ICD 恰当治疗发生在 ICD 植入后 2 年以上。12 例（30.8%）患者 ICD 植入后经历过电风暴，7 例（17.9%）患者的电风暴出现在 ICD 植入后 2 年以上（图 26）。无广泛胸前导联 T 波倒置的患者无事件生存期更短（风险比 =0.39，95%*CI*：0.16 ～ 0.96）。有 ICD 恰当治疗与无 ICD 恰当治疗的患者中，抗心律失常药物及射频消融的比例差异无统计学意义（$P > 0.05$）。

表 28　纳入研究的 ARVC 患者的基线资料

项目	无 ICD 恰当治疗患者（n=11）	有 ICD 恰当治疗患者（n=28）	P 值
男性	9（81.8）	23（82.1）	1.00
确诊年龄（岁，$\bar{\chi} \pm s$）	41.6 ± 17.9	42.3 ± 13.8	0.90
主要症状			
晕厥	4（36.4）	13（46.4）	0.72
心悸 / 胸闷	6（54.5）	12（42.9）	1.00
胸痛	1（9.1）	1（3.6）	0.49
乏力	0（0）	1（3.6）	—
水肿	0（0）	1（3.6）	—
ICD 植入前 VT /VF	9（81.8）	24（85.7）	1.00
心电图			
TWI（$\geqslant V_{1\sim3}$）	10（90.9）	21（75.0）	0.40
ε 波	4（36.4）	7（25.0）	0.69
动态心电图			
PVC ≥ 1000 /24 小时	7（63.6）	22（78.6）	0.42
NSVT	3（27.3）	11（39.3）	0.71
超声心电图			
右心室扩大	8（72.7）	26（92.9）	0.13

续表

项目	无 ICD 恰当治疗患者（n=11）	有 ICD 恰当治疗患者（n=28）	P 值
右心室室壁运动障碍	7（63.6）	20（71.4）	0.71
室壁瘤	2（18.2）	2（7.1）	0.56
左心室射血分数（%，$\bar{\chi}\pm s$）	55.4±17.7	54.8±14.7	0.92
心脏磁共振成像	8（72.7）	21（75.0）	1.00
延迟扫描钆增强显像	6（75.0）	17（81.0）	1.00
ICD 植入前射频消融	4（36.4）	11（39.3）	1.00
抗心律失常药物			
胺碘酮	6（54.5）	12（42.9）	0.72
索他洛尔	2（18.2）	9（32.1）	0.46
美西律	0（0）	1（3.6）	—
普罗帕酮	1（9.1）	0（0）	—
β- 受体阻滞剂	7（63.6）	13（46.4）	0.48
猝死家族史	0（0）	4（14.3）	0.31
随访时间［d，中位数（四分位区间）］	1273.0（766.0～1935.0）	1684.0（1065.5～2622.0）	0.05

注：ICD：植入式心律转复除颤器；VT：室性心动过速；VF：心室颤动；TWI：胸前导联 T 波倒置；PVC：室性早搏；NSVT：非持续性室性心动过速；—：无。

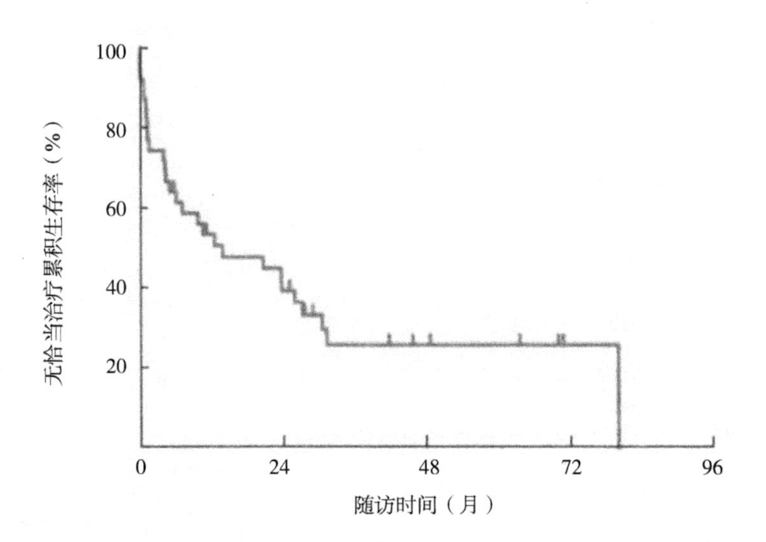

图 26　ARVC 患者无恰当治疗的累积生存率（彩图见彩插 11）

讨论：本研究分析了 39 例植入 ICD 的 ARVC 患者的长期随访情况。研究发现，这些患者室性心律失常的复发率高，但总体生存情况较好。患者病程差异大，VT/VF 风险贯穿于疾病的各个阶段。ARVC 患者室性心律失常的发生、复发预测困难。相当一部分患者首次 ICD 恰当治疗发生在植入后 2 年以上，无广泛胸前导联 T 波倒置的患者更容易在植入早期出现恶性心律失常。这些结果为大家展现了本地区植入 ICD 的 ARVC 患者的长期预后，可为日后此类患者治疗决策的制定提供参考。

既往出现过持续 VT/VF 或右心室严重扩张的患者恶性心律失常复发率高，ICD 的恰当干预能够有效终止这些可能导致 SCD 的室性心律失常。既往研究中，随访 32 ～ 89 个月，VT/VF 引发的 ICD 恰当治疗发生率为 40.4% ～ 78.6%。本研究中，有 71.8%

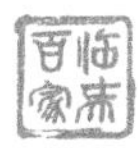

的患者随访期间出现 VT/VF 事件，与既往研究相似。

ARVC 疾病本身临床表现多样，进展速度不一，因此患者 ICD 恰当治疗的时间、频率、密度存在很大差异。Corrado 等开展的多中心研究显示，首次恰当治疗出现的时间最短为术后 2 个月，最长可达 8 年。Roguin 等的研究也显示，首次 ICD 恰当治疗在 ICD 植入后 1 周到 66 个月不等。19% 的患者首次恰当治疗发生在 ICD 植入后 2 年以上。本研究中，也有 38.5% 患者 VT/VF 出现在 ICD 植入后 2 年以上，其中 15.4% 为 ICD 植入后首次恰当治疗事件。没有接受过 ICD 恰当治疗的患者平均随访时间明显短于有恰当治疗的患者，随着随访时间的延长，不能排除这些患者出现恶性心律失常。

除显著降低病死率外，ICD 的生存获益应同时考虑患者的生活质量。抗心律失常药物和射频消融均不能完全阻止恶性室性心律失常的复发，而 ICD 的抗心动过速起搏或心室内低能量转复能有效将其终止，同时可免除患者体外除颤的痛苦。Jaoude 等研究也显示，植入 ICD 可减少 ARVC 患者因室性心律失常再入院率，改善患者的生活质量。因此，对于恶性室性心律失常复发率高的 ARVC 患者，ICD 是最为可靠、合理的治疗方式。

结论：高危 ARVC 患者易发作室性心律失常，ICD 能够有效终止此类患者的 VT/VF，是目前预防 SCD 最为可靠的办法。

参考文献

1. Elliott P，Andersson B，Arbustini E，et al. Classification of the cardiomyopathies：a position statement from the European society ofCardiology working group on myocardial and pericardial diseases. Eur Heart J，2008，29：270–276.

2. 中华医学会心血管病学分会 . 心肌病诊断与治疗建议 . 中华心血管病杂志，2007，35（1）：5-16.

3. Tracy CM，Epstein AE，Darbar D，et al. 2012 ACCF/AHA/HRS focused update of the 2008 guidelines for device-based therapy of cardiac rhythm abnormalities：a report of the American College of Cardiology Foundation/American Heart Association Task Force on Practice Guidelines and the Heart Rhythm Society. Circulation，2012，126（14）：1784-1800.

4. 中华医学会心电生理和起搏分会 . 植入型心律转复除颤器治疗的中国专家共识 . 中华心律失常学杂志，2014，18（4）：242-253.

5. Al-Khatib SM，Stevenson WG，Ackerman MJ，et al. 2017 AHA/ACC/HRS guideline for management of patients with ventricular arrhythmias and the prevention of sudden cardiac death. J Am Coll Cardiol，2017，doi：10.1016.

6. 殷康，华伟，丁立刚，等 . 致心律失常右室心肌病患者植入植入式心律转复除颤器预防心脏性猝死的长期随访结果 . 中国循环杂志，2017，32（9）：889-893.

7. McKenna WJ，Thiene G，Nava A，et al. Diagnosis of arrhythmogenic right ventricular dysplasia/cardiomyopathy. Task Force of the Working Group Myocardial and Pericardial Disease of the European Society of Cardiology and of the Scientific Council on Cardiomyopathies of the International Society and Federation of Cardiology. Br Heart

J，1994，71（3）：215-228.

8. Corrado D，Basso C，Thiene G. Arrhythmogenic right ventricular cardiomyopathy：diagnosi，prognosis，and treatment. Heart，2000，83（5）：588-595.

9. 华伟，丁立刚 . 心脏性猝死的预防与前景 . 中国循环杂志，2014，29：961-963.

10. Roguin A，Bomma CS，Nasir K，et al. Implantable cardioverter-defibrillators in patients with arrhythmogenic right ventricular dysplasia/cardiomyopathy. Journal of the American College of Cardiology，2004，43（10）：1843-1852.

11. Corrado D，Leoni L，Link MS，et al. Implantable cardioverter-defibrillator therapy for prevention of sudden death in patients with arrhythmogenic right ventricular cardiomyopathy/dysplasia.Acc Current Journal Review，2004，13（4）：52-53.

12. Corrado D，Wichter T，Link MS，et al. Treatment of arrhythmogenic right ventricular cardiomyopathy/dysplasia：an international task force consensus statement. Eur Heart J，2015，36（46）：3227-3237.

13. Peters S，Peters H，Thierfelder L. Risk stratification of sudden cardiac death and malignant ventricular arrhythmias in right ventricular dysplasia-cardiomyopathy. Int J Cardiol，1999，71（3）：243-250.

（胡奕然　殷康　薛聪　整理）

非静脉植入方式除颤器的作用及适应证的研究进展

植入式心律转复除颤器的应用使得 SCD 的一级预防和二级预防取得了突破性进展，其对于恶性室性心律失常的治疗优于药物治疗，可有效降低病死率。但传统 ICD 植入围术期及长期静脉导线相关并发症无法完全避免，非静脉植入方式除颤技术应运而生。经心外膜途径及心包补片植入电极可避免静脉植入电极所带来的并发症，但因为创伤较大，成功率较低，临床实际应用仍有限。目前其他非静脉植入方式除颤器主要包括用于一级预防及二级预防 SCD 的皮下 ICD（subcutaneous implantable cardioverter defibrillator，S-ICD）、可穿戴式除颤器及在公众场所心搏骤停发生时自动体外除颤装置（Automated External Defibrillator，AED）。

36. 皮下植入式心律转复除颤器

S-ICD 由脉冲发生器及带除颤线圈的电极组成（图 27），其中脉冲发生器置于患者左心室顶点附近的腋前线和腋中线之间，由侧面囊袋向内侧建立隧道植入用于感知和除颤的单电极，近端电极位于剑突，远端电极通常接近胸骨旁。S-ICD 可仅根据解剖标志植入整个系统，无须 X 线透视且无须静脉途径即可植入，避免了静脉导线相关并发症，安全性良好。

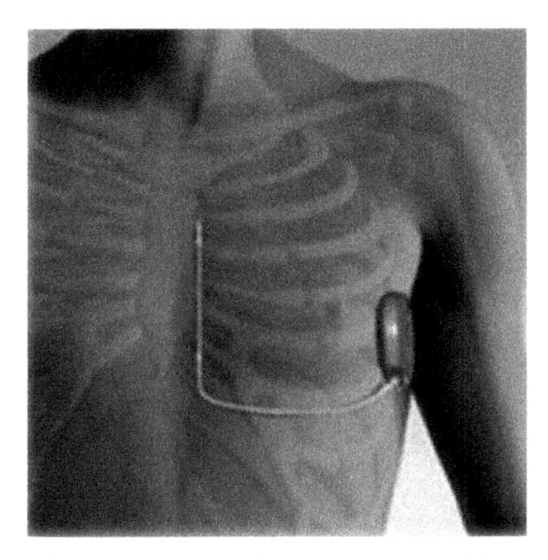

图 27　皮下 ICD 示意图（彩图见彩插 12）

S-ICD 内置双区算法及独特的 INSIGHT 算法。双区算法为 S-ICD 依据心率快慢，将心动过速分为两个区：设置条件电击区（conditional zone）与激活电击区（unconditional zone），当心率处于条件电击区时，INSIGHT 算法启动，鉴别决定是否治疗；当心率处于室颤区时，S-ICD 不加以鉴别直接治疗。以往的单区设置仅根据频率测量决定是否放电治疗，双区设置允许对室上性

心动过速 / 房颤及室速 / 室颤进行鉴别，降低了因室上速导致的不恰当放电率。双区算法显著降低了因室上速导致的不恰当放电率。

INSIGHT 算法包括静态模板分析、宽复合波分析、间期分析、交替波形分析 4 个算法。在不同情况下采用多种分析方法将患者实时心电图与已储存心电图模板进行比对，通过多个复合波形态及节律关系，对心电图信号进行鉴别分析，并最终决定是否治疗。当 INSIGHT 算法认定需要进行放电治疗时，S-ICD 进行充电及放电。此外，S-ICD 对于非持续性室速采取延长检测时间的智能充电算法，减少不必要的放电。

（1）S-ICD 的适应证

2017 年 AHA/ACC/HRS 发布的室性心律失常 /SCD 诊疗指南指出，对于具有 ICD 植入指征，而无起搏指征及心脏再同步化治疗适应证的患者，若血管通路不畅或感染风险高，推荐应植入 S-ICD 治疗（Ⅰ级，B-NR），较 2015 年 ESC 发布的相关指南推荐级别升高。符合 ICD 植入标准的患者，若无须或预计无起搏或心脏再同步化治疗的患者，应用 S-ICD 是合理的（Ⅱa 级，B-NR）。而有心动过缓起搏治疗或心脏再同步化治疗指征，或需要抗心动过速起搏终止室速者，不应使用 S-ICD（Ⅲ有害级，B-NR）。

值得注意的是，离子通道病及肥厚型心肌病患者通常较年轻，且发病时多为多形性室性心动过速或心室颤动，ATP 治疗效果欠佳，理论上更适用于 S-ICD 治疗，但有研究发现该类患者因 T 波过感知及双重计数问题会引起不恰当放电率增高。此外，Lambiase 等研究提示肥厚型心肌病患者心电图 R/T 比值< 3 是误识别的独立影响因素。

（2）S-ICD 的安全性及有效性

目前全球范围内已针对 S-ICD 的安全性及有效性开展了多项研究。IDE 研究为 S-ICD 最重要的研究之一，研究中所有成功植入 S-ICD 的患者诱发室性心动过速 / 心室颤动均成功转复，首次电转复成功率达 92%。S-ICD 安全性良好，随访至 180 天时 99% 的患者无 S-ICD 引起的并发症，器械相关感染率为 5.6%，拔除率 1.2%，无全身感染或心内膜炎，无恶性心律失常死亡。研究中导致 S-ICD 不恰当放电的主要原因为心脏信号误感知（54%）、噪声干扰（7%）。研究对比了双区及单区算法时因室上速导致不恰当放电治疗的发生率，程控为双区的患者明显比程控为单区的患者要低（2.7% *vs.* 10.2%；*P*=0.0085）。且基于该研究结果，S-ICD 在美国获准上市。

EFFORTLESS 研究为全球范围内非随机、多中心注册研究，是最早评估 S-ICD 临床有效性及安全性的研究。该研究的中期研究结果显示，收录的 472 例患者中，除 1 例患者因合并 Loffler's 综合征未能转复成功而死亡外，其余室性心动过速、心室颤动事件电转复成功率达 100%，首次电转复成功率 88%，无心律失常相关晕厥发生。安全性方面，S-ICD 植入 30 天时 97%

的患者未出现并发症，近一年时94%的患者未出现并发症，1.8%的患者因感染取出了植入设备，无全身感染或心内膜炎发生，无导线断裂事件出现。平均随访588天时，仅1例出现了植入后血肿（0.2%），显著低于传统ICD植入后血肿的发生率（0.86%）。研究发现术者操作经验与并发症发生呈负相关，经验丰富的术者器械相关并发症的概率更低，S-ICD的植入存在学习曲线，一般于第13台植入手术后达到稳定。2017年该研究发表最新随访结果，随访至今累计11.7%的患者发生不适当放电，10.6%的患者接受了适当放电治疗，转复成功率为97.4%。

Basu-Ray等共汇总5项研究，首次进行荟萃分析对比S-ICD与ICD的安全性及有效性。各研究S-ICD组和传统ICD组的患者基线数据无统计学差异。有效性方面，S-ICD与ICD无显著差异；安全性方面，S-ICD组的总体并发症、系统故障率及感染率与ICD组相似，S-ICD组中的导线相关并发症显著低于ICD，进一步说明S-ICD不仅有效性与ICD相当，且在导线相关并发症方面优势明显。

上述研究均为非随机对照研究，目前已开展的PRAETORIAN研究为多中心前瞻性随机对照研究。该研究以不恰当放电和ICD相关并发症作为主要终点，探究S-ICD的有效性及安全性，其结果将随着研究进程陆续公布。目前我国在S-ICD的应用经验相对较少，尚缺乏S-ICD相关的随机临床研究。截至2016年12月27日我国共植入12台，第一代3台（2014

年 12 月 23 日至 2015 年 5 月），第二代 9 台（2016 年 11 月 27 日至 2016 年 12 月 27 日）。

（3）S-ICD 的局限性

1）缺乏起搏及超速起搏功能：传统经静脉途径装置可同时具有除颤预防 SCD 功能，起搏及心脏再同步化治疗的功能。而 S-ICD 缺乏后两者的功能，无起搏功能限制了潜在需要起搏功能患者的抗心动过速起搏（Anti-tachycardia Pacing，ATP）应用。相对于 ATP 治疗，放电治疗病死率高，降低患者生活质量。然而，PainFREE Rx Ⅱ 研究发现经验性 ATP 治疗快速室速与放电治疗具有相同的安全性及有效性，另有研究指出相当比例患者在接受 ATP 治疗前室速可以自行终止，且接受 ATP 治疗的患者中仅 72% 有效。这些都表明部分 ATP 治疗可能并非必要。虽然目前 S-ICD 尚无 ATP 功能，但其使用并未受到限制，避免在反复发作持续性单形性室速且 ATP 治疗有效的患者中植入 S-ICD，可提高 S-ICD 的应用有效性及安全性。

2）脉冲发生器寿命：植入器械的更换将增加患者的感染率和并发症发生率，因此脉冲发生器的使用寿命是器械植入时需要考虑的重要问题。第一代 S-ICD 的预计使用年限大约为 5 年，第二代 S-ICD 约延长至 7.3 年，但此数据还没有被临床实际应用所证实。S-ICD 将因为电池耗竭需要比传统 ICD 更频繁的更换脉冲发生器，未来设备的升级延长电池寿命将有望改善这一现状。

3）S-ICD 放电治疗时间延长：延长识别时间等待室速或室

颤自行终止，可减少不必要放电治疗，降低病死率。S-ICD 识别及充电时间较 ICD 长，故放电治疗时间显著增加 [（7.1 ± 1.6）秒 *vs.* （14.6±2.9）秒]。MADIT-RIT 研究亦发现高室速区及延迟治疗方案可显著减少不恰当治疗及全因死亡率。但 S-ICD 放电治疗的延长意味着存在出现的晕厥或不能及时放电终止室速的高风险，其中利弊仍有广泛争议。

（4）S-ICD 的进展

S-ICD 无须静脉植入导线，有效避免了导线相关并发症，同时内置独特的算法保证了事件的及时识别和治疗，开创了 SCD 预防的新领域。目前已有将除颤电极埋植于胸骨后的 S-ICD，减少除颤阈值的同时还可以提供起搏功能；无导线起搏技术也有望弥补 S-ICD 目前无法起搏的缺陷。目前已研发一种新型 S-ICD 系统（Implantable Subcutaneous String Defibrillator，ISSD），将脉冲发生器与电极合为一体，并具备体外充电功能，已进入动物实验阶段。这些 S-ICD 的创新及发展将进一步扩展其适应证，其应用前景十分广阔。

37. 可穿戴式除颤器

可穿戴式除颤器（Wearable Cardioverter Defibrillator，WCD）为可直接穿戴的背心样式装置，穿戴时可持续监测心率，当识别室颤或室速时自动放电治疗。该装置应除洗澡外每日持续穿戴。WCD 已被美国食品药品监督管理局（Food and Drug

Administration，FDA）批准可用于“存在 SCA 风险且不适用或拒绝安装植入式心律转复除颤器的患者”。

WCD 由可穿戴的背心及监测除颤及放电的电池装置两部分组成（图 28）。背心大小与患者胸围及体重相契合，直接穿戴接触皮肤。背心内有感知及除颤电极，为 4 个电极及 2 个导联系统，分布在背心的腹部以记录体表心电图形态及识别心律失常。穿戴式除颤器应用图像对比及数字过滤技术，多种算法识别电磁干扰及其他干扰。识别算法的敏感性为 90% ～ 100%，特异性为

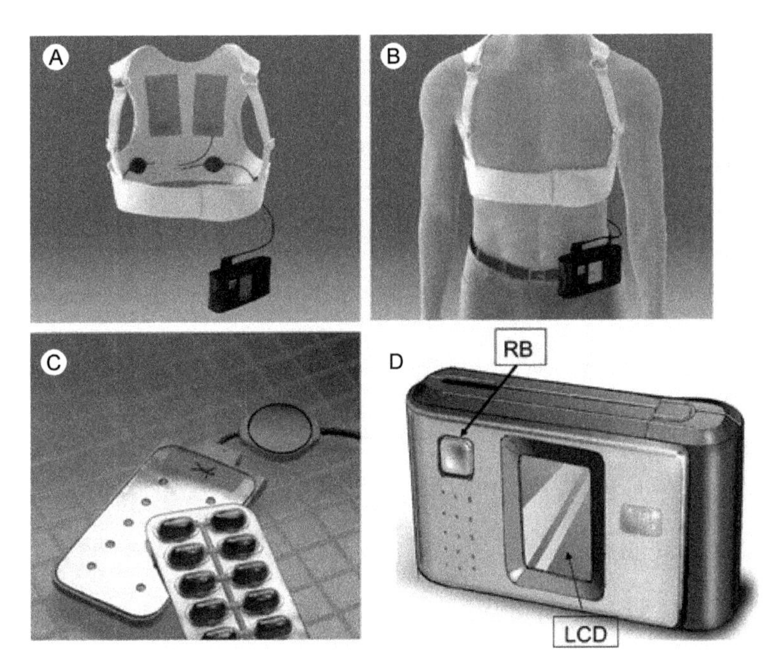

注：LifeVest® 4000 型可穿戴式除颤器。A：连接监测仪和除颤装置的背心。图片中可见的是背部的 2 个除颤电极板和 4 个 ECG 电极中的 3 个。B：LifeVest® 4000 型可穿戴式除颤器有 1 个监测仪在腰部。C：每个除颤板上有 10 个自破型导电糊胶囊，图片中还能看到 1 个 ECG 监测片。D：LifeVest® 4000 型可穿戴式除颤器上有功能键和 ECG 显示屏。

图 28　可穿戴式除颤器（彩图见彩插 13）

98% ～ 99%。WCD 的室速和室颤识别区均可程控，除颤能量为双向波 75 ～ 160J。

当 WCD 发现疑似心律失常事件时，即开始运行识别及治疗算法。整个识别及治疗过程需患者参与：当心律失常满足设定的形态及速率标准，WCD 开始鉴别事件，并触发患者反应测试。该测试为震动的、可听及可视的报警，若患者按下“反应”按钮，则终止治疗，若患者无响应，除颤电极向皮肤释放导电胶，沿心尖－后位向量放电。根据心律失常类型（室速或室颤）及设备设置，总体应答时间（识别至放电）在 25 ～ 60 秒。一次事件中 WCD 最多可放电 5 次，但是每治疗一次心律失常事件后，背心及电极必须更换。

（1）WCD 适应证

目前指南推荐对于有心搏骤停病史，或持续性室性心律失常，既往植入 ICD 患者，因各种原因（如感染）不得不移除 ICD 装置时，应用 WCD 预防猝死是合理的（Ⅱ a，B-NR）。对于有高危猝死风险，同时也并不适合植入 ICD 的患者，如等待心脏移植的患者，心肌梗死后 40 天内左室射血分数≤ 35% 的患者，新诊断的非缺血性心肌病患者，血运重建 90 天内的患者，心肌炎或继发性心肌病或系统性感染的患者，指南认为应用穿戴式除颤器可能也是合理的（Ⅱ b，B-NR）。

（2）相对禁忌证

WCD 存在相对禁忌证。接受单极起搏治疗的患者不能应用

WCD，因其脉冲信号高大可能会干扰心律失常的识别。此外，不能识别及响应感应测试的患者也不适用 WCD。目前尚无 WCD 治疗的随机对照研究，因此当前指南的建议为专家共识。

（3）WCD 的安全性及有效性

多项临床试验及上市后研究已证实了 WCD 对于室速 / 室颤的识别及除颤有效性。早期在电生理导管室进行的研究示 WCD 可成功识别室速 / 室颤，并 100% 一次除颤成功。随后德国开展的 WEARIT/BIROAD 研究及美国的上市后研究分别显示 WCD 室速 / 室颤转复率分别为 75% 及 100%。WEARIT/BIROAD 研究中，8 次放电治疗有 6 次成功，余 2 次未能成功转复为电极放置方式有误（电极反置或电极片未直接接触皮肤）。美国的上市后研究收录了 3569 例各种原因使用该除颤器的患者。其中 59 名患者共发生室速 / 室颤事件 80 次，频率约为每人每年 1.7%。无意识患者转复成功率为 100%，整体转复成功率为 99%，唯一一例未能放电转复病例，为患者自行启动响应按钮终止放电。该研究中意识丧失患者成功转复后生存率为 86%，共 4 例患者死亡，1 例因旁观者干预下阻止治疗，1 例为永久单极起搏器起搏影响 WCD 识别室速，2 例为患者摔倒过程中中断了心电图识别，提示使用方法宣教对应用 WCD 的患者至关重要。该研究发现应用 WCD 的长期生存率与 ICD 相近。

WCD 也存在不恰当放电。WCD 的“反应”测试可以判定患者意识状态及减少因噪声干扰、故障、快速室上性心动过速导致的误放电。WCD 的不恰当放电率为每人每月 0.4% ～ 1.9%，相比而言，ICD 的不恰当放电率为每人每月 0.2% ～ 2.3%。

随后针对不同特殊人群应用 WCD 的安全性及有效性也展开了多项研究。Rao 等对于先天性心脏病及遗传性心律失常疾病患者应用 WCD 进行随访，随访过程中遗传性心律失常组 3 次室速全部成功治疗，先天性心脏病组未发生室速 / 室颤事件。无患者在使用 WCD 期间死亡，1 年后随访，遗传性心律失常疾病组生存率（97%）高于先心病组（87%，P=0.02）。Saltzberg 等纳入 107 例围产期心肌病及 159 例非缺血性扩张型心肌病患者，随访过程中围产期心肌病患者未发生事件，非缺血性扩张型心肌病患者仅有 1 例发生室速 / 室颤事件 2 次，全部识别并给予除颤，无不恰当放电发生。Zishiri 等的研究对象为 CABG 或 PCI 术后患者，11 例患者发生室速 / 室颤事件，放电成功率为 12/18（1 例患者 2 次室速事件放电 8 次）。Epstein 等针对 8 千余例 3 个月内心肌梗死伴射血分数≤ 35% 的高危患者应用 WCD 进行研究，心肌梗死后至给予 WCD 治疗的中位时间为 16 天，其中 133 例患者（1.6%）给予恰当电击治疗共 309 次，成功治疗 91% 的患者。接受电击治疗的患者中，LVEF ≤ 30% 者 105 例，LVEF 在 30% ～ 35% 者 17 例，＞ 36% 者 8 例（另有 2 例不详）。96% 的患者在穿戴 WCD 3 个月内接受过放电治疗，75% 的患者仅穿戴 1 个月即接受放电治疗。上述研究均肯定了 WCD 治疗的安全性及有效性，特殊人群的研究则进 1 步说明选择性的应用于高危人群，其获益

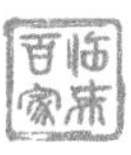

更大。

2015 年全球首个关于 WCD 的前瞻性注册研究 WEARTI- Ⅱ公布结果。该研究共纳入 2000 例患者，其中包括缺血性心肌病（40%）患者、非缺血性心肌病（46%）患者及先天性心脏病及遗传性心脏病患者。患者平均年龄 52 岁，其中 70% 为男性，平均 LVEF 为 25%。随访过程中患者依从性较好，平均佩戴时间为 22.5h/d。平均佩戴时间 90 天时，41 例患者发生 120 次室速 / 室颤事件。22 例患者首次放电治疗成功。无患者死亡，但有 3 例因心脏停搏死亡（0.2%）。不恰当放电率较低（0.5%）。最终 42% 的患者植入了 ICD，未植入 ICD 者中主要原因为 LVEF 改善。

FDA 目前只批准 WCD 应用于成人，且装置可接受的最小胸围为 66cm，因此，WCD 在儿童中应用的安全性和有效性研究鲜有报道。Everitt 等给予 4 名 9 ～ 17 岁的儿童 WCD 治疗，尽管研究过程中并未发生不恰当放电，但儿童的依从性较差，且需要重新修改背心尺寸才能符合儿童的身型及减少干扰。其中一名 14 岁的儿童在随访过程中发生室颤时，因背心未良好接触皮肤而未能识别并给予治疗，随后启动急救医疗系统治疗。

（4）WCD 的局限性

无起搏功能：目前 WCD 尚不具备起搏功能，因此意味着其不具备超速起搏抑制功能，而已有研究结果中不乏心脏停搏或心动过缓的患者。Klein 等的研究中有 2 例患者发生过心脏停搏，且这 2 例患者均死亡。美国一项上市后研究中也有 23 例患者

(0.6%) 出现过心脏停搏或心动过缓。这一特点提示临床医师在决定是否应用 WCD 时应严格掌握适应证，针对需要起搏功能的患者可能不适用于 WCD。

依从性：患者依从性也是影响 WCD 治疗的重要因素。无须经静脉植入仅穿戴背心即可给予 SCD 高危患者治疗，在带来便利的同时，对于患者坚持穿戴装置的依从性也带来了挑战。天气炎热、穿戴背心不舒适等都会影响穿戴的依从性。早期的 WEARIT/BIROAD 研究中患者提前终止穿戴 WCD 的患者在 11% ～ 30%，随着技术的革新，装置减小及舒适度增强，间断穿戴率可减少至 3% ～ 14%。仅在穿戴 WCD 时才能给予患者治疗。因此，提高患者依从性也是不容忽视的关键问题之一。

其他：WCD 治疗长期应用的舒适度同样是值得关注的问题。患者的体型、胸部外伤等情况会限制 WCD 的使用。体外除颤会给患者带来其他负面影响，包括疼痛及皮肤灼伤导致的生活质量下降等。

(5) WCD 进展

WCD 仍在不断完善及改进中。外观角度而言，WCD 体积及重量将进一步减小，提高患者使用感受满意度。技术角度而言，减少电极噪声干扰及改善信号 / 噪声比，从而减少错误识别及不恰当放电。目前针对 WCD 的随机对照注册研究已展开，随着研究结果的公布将更加明确可得到最大获益的患者，从而进一步指导 WCD 的更新方向。

38. 自动体外除颤装置

在心搏骤停早期及时给予除颤极其重要。心搏骤停 5 分钟为抢救黄金时间，该时间段内抢救患者生存率约为 60%，而在 3 分钟内治疗者，生存率可达 70% 以上，除颤时间每延迟 1 分钟，患者生存率将降低 7% ～ 10%，若 10 分钟后给予电除颤，患者生存率几乎降为 0 。

SCD 多发生于家中或公共场所，应设立院外公共场所除颤装置，给予 SCD 患者在最佳时间内积极施救，公众场所体外自动除颤器（Automated External Defibrillator，AED）应运而生。随着技术不断改进，现代 AED 应用过程高度自动化，操作简单，未经过系统训练的非专业人员也可按照 AED 自身提示说明完成相应操作。将 AED 安装在恰当的位置减少 SCA 发作后抢救延迟时间至关重要。2015 年美国心脏协会（American Heart Association，AHA）心肺复苏及心血管救助指南建议，在公共场所可以立即取得 AED 时，应尽快实施公共场所除颤（public access defibrillation，PAD）方案。否则，应在准备行 AED 前行心肺复苏（cardio pulmonary resuscitation，CPR），并且在设备可供使用后立即进行除颤。AHA 推荐 PAD 方案应在以下情况下实施：①在心搏骤停高风险场所，并很有可能需要合理使用 AED；②急救医疗系统 5 分钟内无法到达现场进行除颤；③通过培训实现第一目击者在 5 分钟内完成识别心搏骤停、拨打急救电话、进行 CPR 和操作 AED。

AED已成为院外心搏骤停患者除颤的有效方式，一项纳入2000多万研究对象的研究显示，院外SCD患者应用AED生存率为未应用AED者的2倍。据统计，在日本，每10万人安装AED 393.7台，美国198.9台，英国25.6台，澳洲44.5台，德国17.6台。AHA和欧洲复苏委员会建议将AED放置在每2～5年预期发生一次心搏骤停的地点。对英国110个常发生SCD的公共场所安装和使用AED后施救效果进行分析统计，随访4年时这些场所共发生SCD事件172起，其中室颤134次(78%)，均使用AED及时除颤，除颤时间平均4分钟，抢救成功率为28.3%，随后的出院存活率达23%。随着AED配备数量的增加，抢救成功率显著提高，美国大城市抢救成功率可达40%～50%。AED的种类众多（表29)，外观、重量、充电时间等特点不同，但尚未发现不同厂家及不同特性的AED在改善生存率及神经系统功能方面有显著差异。目前我国多个公共场所已安置AED，但较美国等发达国家相比，我国AED安置的普及度，非专业医护人员AED的应用意识及操作技能尚存在一定差距，一方面应增加AED在公共场所的安装，包括诸如学校、运动场馆等心脏猝死高风险场合，从而增加院外心搏骤停患者接受AED治疗的概率；另一方面AED及无AED治疗流程均应向公众普及。

表 29 不同种类 AED 特点

制造商	Cardiac Science		Defibtech		Phillips		Physio-Control Inc				Zoll Medical Inc
型号	Cardiac Science G3	Cardiac Science G5	Lifeline VIEW	Lifeline AED	Philips FRx	Philips Onsite	Physio-Control LIFEPAK CR Plus	Physio-Control LIFEPAK Express	Heartsine 350P	Heartsine 450P	Zoll AED Plus
文字提示	无	有	有	有	无	无	有	有	无	无	有
语音提示	有，与使用者同步	有	有	有	有，与使用者同步	有，与使用者同步	有	有	有	有	有
信息反馈	无	有	无	无	无	无	无	无	无	有	有
事件后报告程序	无	有	有	有	有	有	有	有	有	有	有
婴儿/儿童除颤	有	有	有	有	有	有	有	有	有	有	有
预估电极寿命	2 年	2 年	2 年	2 年	2 年	2 年	2 年	2 年	4 年	4 年	5 年

续表

制造商	Cardiac Science		Defibtech		Phillips		Physio-Control Inc				Zoll Medical Inc
型号	Cardiac Science G3	Cardiac Science G5	Lifeline VIEW	Lifeline AED	Philips FRx	Philips Onsite	Physio-Control LIFEPAK CR Plus	Physio-Control LIFEPAK Express	Heartsine 350P	Heartsine 450P	Zoll AED Plus
预估电池寿命	4年	4年	4年	4年	4年	4年	2年	2年	4年	4年	5年
电池自检	每日	每日	每日	每日	每日	每日	每周	每周	每周	每周	每月
能量增加			无	无	无	无					
预估放电时间	10秒	10秒	4秒	4秒	8秒	8秒	9秒	9秒	8秒	8秒	10秒
重量（磅）	6.6	5.7	3	4.2	3.5	3.3	4.5	4.5	2.4	2.4	6.7
体积（立方英寸）	434	361	160	271	152	172	217	217	114	114	574
保修期	7年	8年	8年	8年	8年	8年	8年	8年	8年	8年	7年

约有 70% 的院外 SCA 发生于患者家中，而家中 SCA 生存率（12%）远低于设有 AED 的场所（34%）。当前美国 FAD 批准 AED 作为非处方医药器械进行销售，可在家庭安装 AED。然而，目前 AED 的 RCT 研究并没有发现家庭安装 AED 可提高前壁心肌梗死患者生存率。给予 SCD 患者积极迅速应用 AED 除颤施救的同时，也要强调施救的其他重要步骤，包括迅速判定患者生命体征状况，启动急救医疗系统，早期高质量的心肺复苏及迅速给予可电击性心律除颤治疗。

（顾敏　蔡迟　华伟　整理）

参考文献

1. Bokhari F，Newman D，Greene M，et al. Long-term comparison of the implantable cardioverter defibrillator versus amiodarone：eleven-year follow-up of a subset of patients in the Canadian Implantable Defibrillator Study（CIDS）. Acc Current Journal Review，2004，13（10）：42-42.

2. Burke MC，Gold MR，Knight BP，et al. Safety and efficacy of the totally subcutaneous implantable defibrillator：2-year results from a pooled analysis of the IDE study and EFFORTLESS registry. J Am Coll Cardiol，2015，65（16）：1605-1615.

3. Weiss R，Knight BP，Gold MR，et al. Safety and efficacy of a totally subcutaneous implantable-cardioverter defibrillator. Circulation，2013，128（9）：944-953.

4. Brisben AJ，Burke MC，Knight BP，et al. A new algorithm to reduce

inappropriate therapy in the S-ICD system. J Cardiovasc Electrophysiol, 2015, 26 (4): 417-423.

5. Al-Khatib SM, Stevenson WG, Ackerman MJ, et al. 2017 AHA/ACC/HRS guideline for management of patients with ventricular arrhythmias and the prevention of sudden cardiac death: executive summary: a report of the American College of Cardiology/American Heart Association Task Force on Clinical Practice Guidelines and the Heart Rhythm Society. Heart Rhythm, 2017.

6. Priori SG, Blomstrom-Lundqvist C, Mazzanti A, et al. 2015 ESC Guidelines for the management of patients with ventricular arrhythmias and the prevention of sudden cardiac death: the task force for the management of patients with ventricular arrhythmias and the prevention of sudden cardiac death of the European Society of Cardiology (ESC). Endorsed by: Association for European Paediatric and Congenital Cardiology (AEPC). Eur Heart J, 2015, 36 (41): 2793-2867.

7. De Maria E, Cappelli S, Cappato R. Shock efficacy of the entirely subcutaneous defibrillator for termination of spontaneous ventricular fibrillation in Brugada syndrome. Heart Rhythm, 2013, 10 (12): 1807-1809.

8. Jarman JW, Todd DM. United Kingdom national experience of entirely subcutaneous implantable cardioverter-defibrillator technology: important lessons to learn. Europace, 2013, 15 (8): 1158-1165.

9. Lambiase PD, Barr C, Theuns DA, et al. Worldwide experience with a totally subcutaneous implantable defibrillator: early results from the EFFORTLESS S-ICD Registry. Eur Heart J, 2014, 35 (25): 1657-1665.

10. Freeman JV，Wang Y，Curtis JP，et al. Physician procedure volume and complications of cardioverter-defibrillator implantation. Circulation，2012，125（1）：57-64.

11. Knops RE，Brouwer TF，Barr CS，et al. The learning curve associated with the introduction of the subcutaneous implantable defibrillator. Europace，2016，18（7）：1010-1015.

12. Boersma L，Barr C，Knops R，et al. Implant and midterm outcomes of the subcutaneous implantable cardioverter-defibrillator registry：the effortless study. J Am Coll Cardiol，2017，70（7）：830-841.

13. Basu-Ray I，Liu J，Jia X，et al. Subcutaneous versus transvenous implantable defibrillator therapy. JACC：Clinical Electrophysiology，2017，3（13）：1475-1483.

14. Olde Nordkamp LR，Knops RE，Bardy GH，et al. Rationale and design of the PRAETORIAN trial：a prospective，randomized comparison of subcutaneous and transvenous implantable cardioverter-defibrillator therapy. Am Heart J，2012，163（5）：753-760，e752.

15. Wathen MS，DeGroot PJ，Sweeney MO，et al. Prospective randomized multicenter trial of empirical antitachycardia pacing versus shocks for spontaneous rapid ventricular tachycardia in patients with implantable cardioverter-defibrillators：Pacing Fast Ventricular Tachycardia Reduces Shock Therapies（PainFREE Rx Ⅱ）trial results. Circulation，2004，110（17）：2591-2596.

16. Lambiase PD，Srinivasan NT. Early experience with the subcutaneous ICD. Curr Cardiol Rep，2014，16（8）：516.

17. Patel KH, Lambiase PD. The subcutaneous ICD-current evidence and challenges. Cardiovasc Diagn Ther, 2014, 4（6）: 449-459.

18. Moss AJ, Schuger C, Beck CA, et al. Reduction in inappropriate therapy and mortality through ICD programming. N Engl J Med, 2012, 367（24）: 2275-2283.

19. Reek S, Geller JC, Meltendorf U, et al. Clinical efficacy of a wearable defibrillator in acutely terminating episodes of ventricular fibrillation using biphasic shocks. Pacing Clin Electrophysiol, 2003, 26（10）: 2016-2022.

20. Klein HU, Meltendorf U, Reek S, et al. Bridging a temporary high risk of sudden arrhythmic death. Experience with the wearable cardioverter defibrillator（WCD）. Pacing Clin Electrophysiol, 2010, 33（3）: 353-367.

21. Piccini JP Sr, Allen LA, Kudenchuk PJ, et al.Wearable cardioverter-defibrillator therapy for the prevention of sudden cardiac death: a science advisory from the American Heart Association. Circulation, 2016, 133（17）: 1715-1727.

22. LaPage MJ, Canter CE, Rhee EK. A fatal device-device interaction between a wearable automated defibrillator and a unipolar ventricular pacemaker. Pacing Clin Electrophysiol, 2008, 31（7）: 912-915.

23. Auricchio A, Klein H, Geller CJ, et al. Clinical efficacy of the wearable cardioverter-defibrillator in acutely terminating episodes of ventricular fibrillation. Am J Cardiol, 1998, 81（10）: 1253-1256.

24. Chung MK, Szymkiewicz SJ, Shao M, et al. Aggregate national experience with the wearable cardioverter-defibrillator: event rates, compliance, and survival. J Am Coll Cardiol, 2010, 56（3）: 194-203.

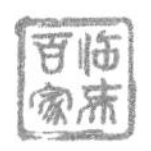

25. Epstein AE，Abraham WT，Bianco NR，et al. Wearable cardioverter-defibrillator use in patients perceived to be at high risk early post-myocardial infarction. J Am Coll Cardiol，2013，62（21）：2000-2007.

26. Feldman AM，Klein H，Tchou P，et al. Use of a wearable defibrillator in terminating tachyarrhythmias in patients at high risk for sudden death：results of the WEARIT/BIROAD. Pacing Clin Electrophysiol，2004，27（1）：4-9.

27. Daubert JP，Zareba W，Cannom DS，et al. Inappropriate implantable cardioverter-defibrillator shocks in MADIT Ⅱ：frequency，mechanisms，predictors，and survival impact. J Am Coll Cardiol，2008，51（14）：1357-1365.

28. Kadish A，Dyer A，Daubert JP，et al. Prophylactic defibrillator implantation in patients with nonischemic dilated cardiomyopathy. N Engl J Med，2004，350（21）：2151-2158.

29. Klein RC，Raitt MH，Wilkoff BL，et al. Analysis of implantable cardioverter defibrillator therapy in the Antiarrhythmics Versus Implantable Defibrillators（AVID）trial.J Cardiovasc Electrophysiol，2003，14（9）：940-948.

30. Poole JE，Johnson GW，Hellkamp AS，et al. Prognostic importance of defibrillator shocks in patients with heart failure. N Engl J Med，2008，359（10）：1009-1017.

31. Sweeney MO，Wathen MS，Volosin K，et al. Appropriate and inappropriate ventricular therapies，quality of life，and mortality among primary and secondary prevention implantable cardioverter defibrillator patients：results from the Pacing Fast VT REduces Shock ThErapies（PainFREE Rx Ⅱ）trial. Circulation，2005，111（22）：

2898-2905.

32. Wilkoff BL，Hess M，Young J，et al. Differences in tachyarrhythmia detection and implantable cardioverter defibrillator therapy by primary or secondary prevention indication in cardiac resynchronization therapy patients. J Cardiovasc Electrophysiol，2004，15（9）：1002-1009.

33. Wilkoff BL，Ousdigian KT，Sterns LD，et al. A comparison of empiric to physician-tailored programming of implantable cardioverter-defibrillators：results from the prospective randomized multicenter EMPIRIC trial. J Am Coll Cardiol，2006，48（2）：330-339.

34. Wilkoff BL，Williamson BD，Stern RS，et al. Strategic programming of detection and therapy parameters in implantable cardioverter-defibrillators reduces shocks in primary prevention patients：results from the PREPARE（Primary Prevention Parameters Evaluation）study. J Am Coll Cardiol，2008，52（7）：541-550.

35. Rao M，Goldenberg I，Moss AJ，et al. Wearable defibrillator in congenital structural heart disease and inherited arrhythmias. Am J Cardiol，2011，108（11）：1632-1638.

36. Saltzberg MT，Szymkiewicz S，Bianco NR. Characteristics and outcomes of peripartum versus nonperipartum cardiomyopathy in women using a wearable cardiac defibrillator. J Card Fail，2012，18（1）：21-27.

37. Zishiri ET，Williams S，Cronin EM，et al. Early risk of mortality after coronary artery revascularization in patients with left ventricular dysfunction and potential role of the wearable cardioverter defibrillator. Circ Arrhythm Electrophysiol，

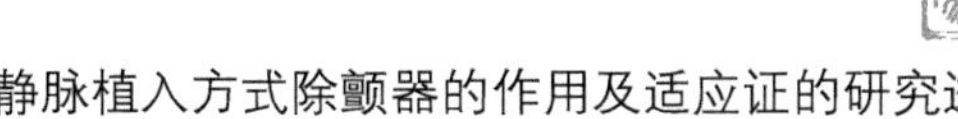

2013，6（1）：117-128.

38. Kutyifa V，Moss AJ，Klein H，et al. Use of the wearable cardioverter defibrillator in high-risk cardiac patients：data from the Prospective Registry of Patients Using the Wearable Cardioverter Defibrillator（WEARIT- Ⅱ Registry）. Circulation，2015，132（17）：1613-1619.

39. Everitt MD，Saarel EV. Use of the wearable external cardiac defibrillator in children. Pacing Clin Electrophysiol，2010，33（6）：742-746.

40. Larsen MP，Eisenberg MS，Cummins RO，et al. Predicting survival from out-of-hospital cardiac arrest：a graphic model. Ann Emerg Med，1993，22（11）：1652-1658.

41. Berger S. Cardiopulmonary resuscitation and public access defibrillation in the current era--can we do better yet? J Am Heart Assoc，2014，3（2）：e000945.

42. Blom MT，Beesems SG，Homma PC，et al. Improved survival after out-of-hospital cardiac arrest and use of automated external defibrillators. Circulation，2014，130（21）：1868-1875.

43. Weisfeldt ML，Sitlani CM，Ornato JP，et al. Survival after application of automatic external defibrillators before arrival of the emergency medical system：evaluation in the resuscitation outcomes consortium population of 21 million. J Am Coll Cardiol，2010，55（16）：1713-1720.

44. 廖彦昭，陈子奇，张焕基 . 自动体外除颤仪的研究及应用进展 . 中国心脏起搏与心电生理杂志，2018，（1）：1-2.

45. Perkins GD，Handley AJ，Koster RW，et al. European Resuscitation Council

Guidelines for Resuscitation 2015：Section 2. Adult basic life support and automated external defibrillation. Resuscitation，2015，95：81-99.

46. Nichol G，Sayre MR，Guerra F，et al. Defibrillation for ventricular fibrillation：a shocking update.J Am Coll Cardiol，2017，70（12）：1496-1509.

47. Hansen CM，Lippert FK，Wissenberg M，et al. Temporal trends in coverage of historical cardiac arrests using a volunteer-based network of automated external defibrillators accessible to laypersons and emergency dispatch centers. Circulation，2014，130（21）：1859-1867.

48. Bardy GH，Lee KL，Mark DB，et al. Home use of automated external defibrillators for sudden cardiac arrest. N Engl J Med，2008，358（17）：1793-1804.

心脏性猝死的其他预防方式

预防恶性心律失常的发生、及时终止室性心动过速和（或）心室颤动是预防 SCD 的关键环节。SCD 的预防包括一级预防和二级预防。一级预防的对象是未曾发生过心搏骤停，但具有 SCD 高危因素的患者，如心肌梗死后射血分数低下、慢性心功能不全的患者。所谓二级预防系指针对已经发生过心搏骤停或有过可导致心搏骤停的严重室性心律失常而抢救存活的患者，预防其再次发生。另外强调，具有 SCD 的高危因素，曾经发生过不明原因的晕厥，推测晕厥可能是由于室性心律失常导致者属于二级预防的范畴。

临床实践中，由于大多数心搏骤停和 SCD 发生在院外，并且发作突然，能进行及时有效救治的时间窗窄，所以从总的 SCD 人群来说，仅有极少数的心搏骤停得以存活成为 SCD 幸存者，有机会并且需要 SCD 二级预防。因此，SCD 的一级预防较之二级预防更为重要。目前 SCD 预防的原则为积极预防和治疗心血管疾病；加强家庭、社区和公共场所心肺复苏培训。针对高危患者，遵循个体化原则，根据心律失常的类型、合并的基础心脏病、发作时的血流动力学状态及发生 SCD 的危险性综合考虑，除对原发疾病积极治疗外，分别或联合选择药物、植入 ICD 或导管射频消融治疗等措施。

39. 心脏性猝死预防的综合干预手段

综合干预手段包括对原发 CVD、心功能、电解质紊乱等危险因素的治疗，对过度激活的交感神经、肾素 – 血管紧张素 – 醛固酮系统的干预。CASS、CABG-Patch 试验证实，冠心病患者可以通过冠脉血运重建（药物、溶栓、介入治疗、冠脉旁路移植术）限制心肌梗死的范围，防止缺血事件的再发，从而降低 SCD 发生率。对于心力衰竭、心肌缺血患者，β- 受体阻滞剂虽然抗心律失常效果较差，但可以降低交感神经兴奋性，降低心肌耗氧量、改善心肌缺血、改善心功能、降低血压，而且对预防 SCD 的发生有一定的效果，可减少 SCD 的发生率，明显改善远期预后。对于该类人群，MERIT-HF 等试验证实 β- 受体阻滞剂是 SCD 一级预防和二级预防的基础药物治疗。此外，临床研究提示诸如血管紧张素转换酶抑制剂和（或）血管紧张素受体拮抗剂（CHARM 试验）、醛固酮拮抗剂（EPHESUS 试验）等药物亦显示出一定的预防 SCD 作用，选为联合用药是比较理想的。

40. 抗心律失常药物在心脏性猝死预防中的作用

由于绝大多数的 SCD 是由恶性室性心律失常引起，因此，最初采用的预防方法是经验性的应用抗心律失常药物（AAD）来控制诸如室性早搏、非持续性室性心动过速等的心律失常，这亦是患者最容易接受的治疗方式。临床上主要应用的 ADD 药物为 β- 受体阻滞剂、Ⅲ类抗心律失常药（表 30）。

表 30 临床常用口服抗心律失常药物

药物	口服剂量（mg/d）	适应证	不良反应	禁忌证
美西律	400 ～ 800	PVC、VT	恶心、头晕、震颤、窦性过缓、窦性停搏、低血压等	Ⅱ / Ⅲ度房室传导阻滞、病态窦房结综合征、严重肝肾功不全等
美托洛尔	50 ～ 100	PVC、VT、LQTS	恶心、呕吐、抑郁、心率减慢、传导阻滞、血压降低等	Ⅱ / Ⅲ度房室传导阻滞、失代偿性心力衰竭、严重周围血管疾病、病态窦房结综合征等
胺碘酮	200 ～ 400	VT、VF	恶心、呕吐、窦性过缓、传导阻滞、QT 延长、血压降低，长期应用可能导致甲状腺功能异常、肺间质纤维化等	有甲状腺功能异常者、Ⅱ / Ⅲ度房室传导阻滞、QT 延长综合征、低血压等
索他洛尔	160 ～ 320	VT、VF	恶心、呕吐、窦性过缓、传导阻滞、QT 延长、血压降低等	Ⅰ / Ⅲ度房室传导阻滞、先天性长 QT 综合征、心源性休克等

注：PVC，室性早搏；VT，室性心动过速；VF，心室颤动；LQTS，先天性长 QT 综合征。

钠通道阻滞剂预防 SCD 作用有限，CAST 试验证实，对于有频发室性早搏病史的心肌梗死后患者，虽然应用 I 类抗 AAD 能有效抑制心律失常，但增加了心律失常相关性死亡、缺血性死亡和总体病死率。因此，钠通道阻滞剂较少应用于预防 SCD。《2017 AHA/ACC/HRS 室性心律失常与心脏性猝死管理指南》仅提出了以下适用的情况：①静脉利多卡因用于难治性室速或心搏骤停；②口服美西律用于先天性 LQTS；③奎尼丁用于 BrS；④氟卡尼用于儿茶酚胺敏感性多形性室性心动过速。

β- 受体阻滞剂具有重要的抗心律失常价值，尤其对于交感神经过度激活相关的室性心律失常效果显著，在减少冠心病心肌梗死和慢性收缩性心力衰竭 SCD 风险的作用早已得到包括 MUSTT、CIBIS 等研究的证实。此外，β- 受体阻滞剂能加强离子通道受体药物抗心律失常的效果。对于部分心脏离子通道病（如 LQTS、儿茶酚胺敏感性多形性室速），该药亦具有很好的效果。总之，β- 受体阻滞剂是指南推荐预防 SCD 的一线治疗药物。

延长复极药物在预防 SCD 上也具有一定的作用，如胺碘酮为广谱抗心律失常药物，通过阻断复极钠钾离子通道延长复极时间，从而抑制或终止自发性或折返性室性心律失常。一些大型临床研究和荟萃分析显示，对于陈旧性心肌梗死和非缺血性心肌病所致的左室功能不全的患者，应用胺碘酮或索他洛尔能减少 SCD 的发生。CASCADE 研究提示对于心室颤动复发的高危患者，应用胺碘酮可以降低 SCD 的发生率。事后分析还发现，Ⅲ类 AAD 可能优于其他抗心律失常药物，后来，Ⅲ类 AAD 的疗效进一步得到 CAMIT 试验、EMIAT 试验及 SWORD 试验的证实，即对于心肌梗死后患者，Ⅲ类 AAD 尤其是胺碘酮可以降低 SCA 和 SCD 的发生率。但遗憾的是不能有效降低总病死率。此外应注意的是，长期大剂量应用胺碘酮预防 SCD 会带来肺、甲状腺、神经系统的不良反应。而索他洛尔可能导致心力衰竭失代偿发生，应用于 LVEF ＜ 20% 的患者需慎重。

作为临床实践中应用最为广泛的 SCD 防治手段，AAD 具有重要的临床应用价值。β- 受体阻滞剂在预防各种器质性心脏病 SCD 的发生上效果显著，尤其对于缺血性心脏病患者。此外可选用Ⅰ类、Ⅲ类 AAD- 胺碘酮、索他洛尔等，主要用于控制心律失常发作和改善症状方面。目前提倡联合应用抗心律失常药物，例如 OPTIC 研究显示，胺碘酮 +β- 受体阻滞剂在减少 ICD 放电上优于单纯应用 β- 受体阻滞剂或索他洛尔。联合用药需注意药物不良反应的影响。再次强调，除了 β- 受体阻滞剂，目前尚无随机对照研究证实其他抗心律失常药物能够改善 SCD 一级和二级预防患者的预后，临床应用抗心律失常药物需个体化对待。

41. 导管消融在心脏性猝死预防中的作用

对于药物不能有效预防 SCD 的发生，而 ICD 受限于需要手术、放电痛苦和价格昂贵等因素，目前在我国难以广泛应用，探讨和尝试导管消融（Catheter ablation）治疗（图 29）恶性室性心律失常进而达到预防 SCD 是个不错的选择。导管消融是通过电极导管在心脏靶病变部位局部释放高频电流，产生的热效能使局部组织变性、坏死，是室上性心动过速和部分良性室性心动过速的有效根治手段，尤其对于抗心律失常药物治疗不理想甚至无效的 ICD 二级预防的器质性心脏病患者。

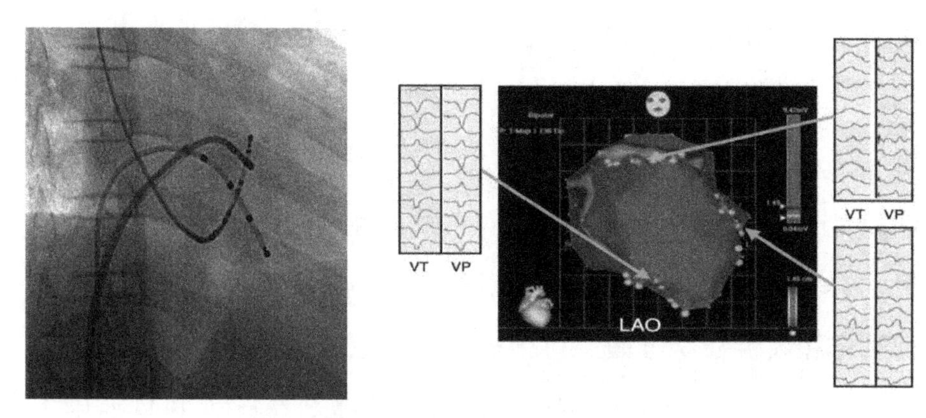

图 29　射频消融示意图（彩图见彩插 14）

多个研究已经证实了导管消融的有效性与安全性。例如，SMASH-VT 研究将 128 例心肌梗死后因自发性室性心动过速或心室颤动植入 ICD 二级预防的患者随机分为射频消融组和对照组，两组均不接受抗心律失常药物治疗。导管消融术后 30 天病死率为 0。中位随访（22.5±5.5）个月后发现，导管消融可减少 65% 的 ICD 恰当治疗率。VTACH 研究共入选欧洲 16 个中心 110 例陈旧性心肌梗死、LVEF ≤ 50% 且伴有血流动力学稳定室速的患者，随机分为ICD治疗组和ICD+导管消融组，随访2年发现，ICD+导管消融减少室性心动过速/心室颤动39%的发生风险，且室性心动过速/心室颤动再次发生时间也明显久于ICD组。晚近公布的VANISH研究结果同样显示，对于缺血性心肌病植入ICD患者，导管消融较强化抗心律失常药物治疗能减少患者电风暴和ICD恰当放电发生率。令人惋惜的是，包括上述研究在内，目前无随机对照研究证实导管消融能减少病死率。

因此，对于结构性心脏病患者，《2009 EHRA/HRS关于室性心律失常导管消融的专家共识》中对于器质性心脏病VT导管消融治疗推荐见表31，此外，《2015年ESC室性心律失常与心脏性猝死管理指南》对2009年指南在导管消融方面作了一定的补充（见表32）。然而，由于目前对恶性心律失常机制的认识尚不完全清楚，标测和消融技术仅限于国内少数大中心医院能开展，且治疗效果和证据尚不充分，导管消融预防SCD仍需进一步研究和探讨。

表31　2009 EHRA/HRS关于室性心律失常导管消融的专家共识

器质性心脏病患者（如陈旧性心肌梗死、扩张型心肌病、ARVC） 推荐VT导管消融
症状性SMVT，包括ICD终止的VT，尽管接受或不耐受抗心律失常药物治疗仍反复发作
为控制非可逆原因的SMVT或VT电风暴
预计会导致心功能不全的频发室性早搏、NSVT或VT

续表

束支折返性或分支性 VT
反复发作的持续多形性 VT 或 VF，抗心律失常药物治疗无效，考虑能被导管消融终止的触发机制

注：ARVC，致心律失常右室心肌病；SMVT，持续性单形性室性心动过速；VT，室性心动过速；NSVT，非持续性室性心动过速；VF，心室颤动。

表 32　2015 ESC 室性心律失常与心脏性猝死管理指南

指南推荐	推荐级别	证据水平
紧急导管消融推荐用于持续 VT 或电风暴的瘢痕相关心脏病患者	I	B
导管消融推荐用于持续 VT 所致 ICD 频繁放电的缺血性心脏病患者	I	B
导管消融可考虑用于植入 ICD 的缺血性心脏病患者持续 VT 首次发作后	Ⅱa	B

参考文献

1. John R M，Tedrow U B，Koplan B A ，et al. Ventricular arrhythmias and sudden cardiac death. Lancet，2012，380（9852）：1520-1529.

2. Nichol G，Thomas E，Callaway CW，. Regional variation in out-of-hospital cardiac arrest incidence and outcome. JAMA，2008，300（12）：1423-1431.

3. Huikuri HV，Castellanos A，Myerburg RJ. Sudden death due to cardiac arrhythmias. New England Journal of Medicine，2002，346（12）：945-947.

4. Myerburg RJ，Kessler KM，Castellanos A. Sudden cardiac death：epidemiology，transient risk，and intervention assessment. Ann Intern Med，1993，119（12）：1187-1197.

5. Listed N. Coronary artery surgery study（CASS）：a randomized trial of coronary artery bypass surgery. Survival data. Circulation，1983，68（5）：951-960.

6. Spotnitz HM，Herre JM，Jr BL，et al. Surgical aspects of a randomized trial of defibrillator implantation during coronary artery bypass surgery. The CABG Patch Trial. Circulation，1996，94（9 Suppl）：248-253.

7. Use ABT. Effect of metoprolol CR XL in chronic heart failure：Metoprolol CR XL Randomised Intervention Trial in Congestive Heart Failure（MERIT-HF）. Lancet，1999，353（9169）：2001-2007.

8. Alberte C，Zipes DP. Use of nonantiarrhythmic drugs for prevention of sudden cardiac death. J Cardiovasc Electrophysiol，2003，14（9 Suppl）：S87.

9. Pitt B，Remme W，Zannad F，et al. Eplerenone，a selective aldosterone blocker，in patients with left ventricular dysfunction after myocardial infarction. N Engl J Med，2003，348（14）：1309-1321.

10. Investigators CAST. Preliminary report：effect of encainide and flecainide on mortality in a randomized trial of arrhythmia suppression after myocardial infarction. N Engl J Med，1989，321（6）：406-412.

11. Al-Khatib SM，Stevenson WG，Ackerman MJ，et al. 2017 AHA/ACC/HRS guideline for management of patients with ventricular arrhythmias and the prevention of sudden cardiac death. J Am Coll Cardiol，2017.

12. Reiter MJ，Reiffel JA. Importance of beta blockade in the therapy of serious ventricular arrhythmias. Am J Cardiol，1998，82（4A）：9I-19I.

13. CIBIS Investigators and Committees. A randomized trial of beta-blockade in

heart failure. The Cardiac Insufficiency Bisoprolol Study（CIBIS）. CIBIS Investigators and Committees. Circulation，1994，90（4）：1765-1773.

14. Ellison KE. Effect of beta-blocking therapy on outcome in the Multicenter UnSustained Tachycardia Trial（MUSTT）. Circulation，2002，106（21）：2694-2699.

15. Kontos MC，Diercks DB，Ho PM，et al. Treatment and outcomes in patients with myocardial infarction treated with acute β-blocker therapy：results from the American College of Cardiology' s NCDR®. Am Heart J，2011，161（5）：864-870.

16. Connolly SJ. Meta-analysis of antiarrhythmic drug trials. Am J Cardiol，1999，84（9A）：90R-93R.

17. Farré J，Romero J，Rubio JM，et al. Amiodarone and "primary" prevention of sudden death：critical review of a decade of clinical trials. Am J Cardiol，1999，83（5）：55-63.

18. Listed N. Cardiac arrest in seattle：conventional versus amiodarone drug evaluation（the CASCADE study）. Am J Cardiol，1991，67（7）：578-584.

19. Cairns JA，Connolly SJ，Roberts R，et al. Randomised trial of outcome after myocardial infarction in patients with frequent or repetitive ventricular premature depolarisations：CAMIAT. Canadian Amiodarone Myocardial Infarction Arrhythmia Trial Investigators. Lancet，1997，349（9053）：675-682.

20. Camm AJ，Julian D，Janse G，et al. The European Myocardial Infarct Amiodarone Trial（EMIAT）. Am J Cardiol，1993，72（16）：95F-98F.

21. Waldo AL，Camm AJ，Deruyter H，et al. Effect of d-sotalol on mortality in

patients with left ventricular dysfunction after recent and remote myocardial infarction. The SWORD Investigators. Survival With Oral d-Sotalol. Lancet，1996，348（9019）：7-12.

22. Connolly SJ，Dorian P，Roberts RS，et al. Comparison of beta-blockers，amiodarone plus beta-blockers，or sotalol for prevention of shocks from implantable cardioverter defibrillators：the OPTIC Study：a randomized trial. JAMA，2006，295（2）：165-171.

23. Dukkipati SR，Koruth JS，Choudry S，et al. Catheter ablation of ventricular tachycardia in structural heart disease. J Am Coll Cardiol，2017，70（23）：2924-2941.

24. Reddy VY，Reynolds MR，Neuzil P，et al. Prophylactic catheter ablation for the prevention of defibrillator therapy. N Engl J Med，2007，357（26）：2657-2665.

25. Kuck KH，Schaumann A，Eckardt L，et al. Catheter ablation of stable ventricular tachycardia before defibrillator implantation in patients with coronary heart disease（VTACH）：a multicentre randomised controlled trial. Lancet，2010，375（9708）：31-40.

26. Sapp JL，Wells GA，Parkash R，et al. Ventricular tachycardia ablation versus escalation of antiarrhythmic drugs. N Engl J Med，2016，375（2）：111-121.

27. Aliot EM，Stevenson WG，Almendral-Garrote JM，et al. EHRA/HRS expert consensus on catheter ablation of ventricular arrhythmias：developed in a partnership with the European Heart Rhythm Association（EHRA），a registered branch of the European Society of Cardiology（ESC），and the Heart Rhythm Society（HRS）；in

collaboration with the American College of Cardiology（ACC）and the American Heart Association（AHA）.Heart Rhythm，2009，6（6）：886-933.

28. Priori SG，Blomström-Lundqvist C，Mazzanti A，et al. 2015 ESC Guidelines for the management of patients with ventricular arrhythmias and the prevention of sudden cardiac death. Eur Heart J，2015，36（41）：2793-2867.

（顾敏　丁立刚　牛红霞　整理）

出版者后记

Postscript

科学技术文献出版社自1973年成立即开始出版医学图书，40余年来，医学图书的内容和出版形式都发生了很大变化，这些无一不与医学的发展和进步相关。《中国医学临床百家》从2016年策划至今，感谢600余位权威专家对每本书、每个细节的精雕细琢，现已出版作品近百种。2018年，丛书全面展开学科总主编制，由各个学科权威专家指导本学科相关出版工作，我们以饱满的热情迎来了《中国医学临床百家》丛书各个分卷的诞生，也期待着《中国医学临床百家》丛书的出版工作更加科学与规范。

近几年，中国的临床医学有了很大的发展，在国际医学领域也开始崭露头角。以北京天坛医院牵头的CHANCE研究成果改写美国脑血管病二级预防指南为标志，中国一批临床专家的科研成果正在走向世界。但是，这些权威临床专家的科研成果多数首先发表在国外期刊上，之后才在国内期刊、会议中展现。如果出版专著，又为多人合著，专家个人的观点和成果精华被稀释。为改变这种零落的展现方式，作为科技部所属的唯一一家出版机构，我们有责任为中国的临床医师提供一个系统展示临床研究成果的舞台。为此，我们策划出版了这套高端医学专著——《中国医学临床百家》丛书。

“百家”既指临床各学科的权威专家，也取百家争鸣之义。

丛书中每一本书阐述一种疾病的最新研究成果及专家观点，按年度持续出版，强调医学知识的权威性和时效性，以期细致、连续、全面展示我国临床医学的发展历程。与其他医学专著相比，本丛书具有出版周期短、持续性强、主题突出、内容精练、阅读体验佳等特点。在图书出版的同时，同步通过万方数据库等互联网平台进入全国的医院，让各级临床医师和医学科研人员通过数据库检索到专家观点，并能迅速在临床实践中得以应用。

在与作者沟通过程中，他们对丛书出版的高度认可给了我们坚定的信心。北京协和医院邱贵兴院士说“这个项目是出版界的创新……项目持续开展下去，对促进中国临床学科的发展能起到很大作用”。中国人民解放军第二军医大学孙颖浩校长表示“我鼓励我国的泌尿外科医生把自己的创新成果和宝贵的经验传播给国内同行，我期待本丛书的出版”；北京大学第一医院霍勇教授认为“百家丛书很有意义”。我们感谢这么多临床专家积极参与本丛书的写作，他们在深夜里的奋笔，感动着我们，鼓舞着我们，这是对本丛书的巨大支持，也是对我们出版工作的肯定，我们由衷地感谢作者的支持与付出！

在传统媒体与新兴媒体相融合的今天，打造好这套在互联网时代出版与传播的高端医学专著，为临床科研成果的快速转化服务，为中国临床医学的创新及临床医师诊疗水平的提升服务，我们一直在努力！

科学技术文献出版社

2018 年春

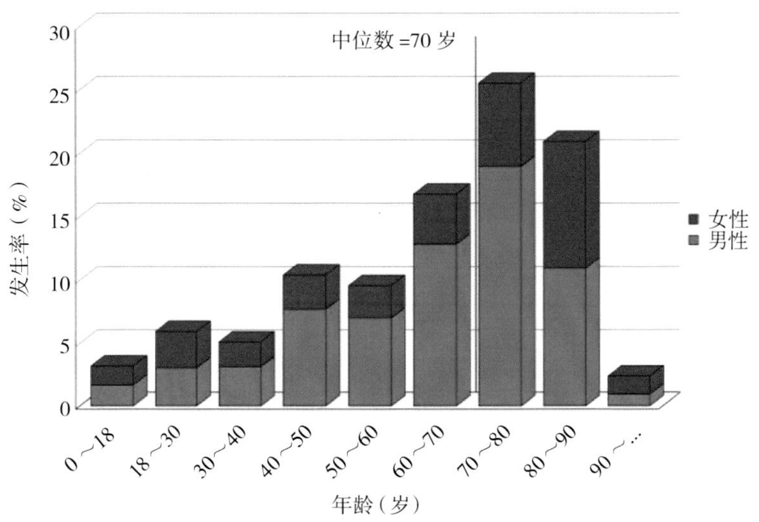

彩插 1　SCD 在不同年龄中的发生率（见正文第 003 页）

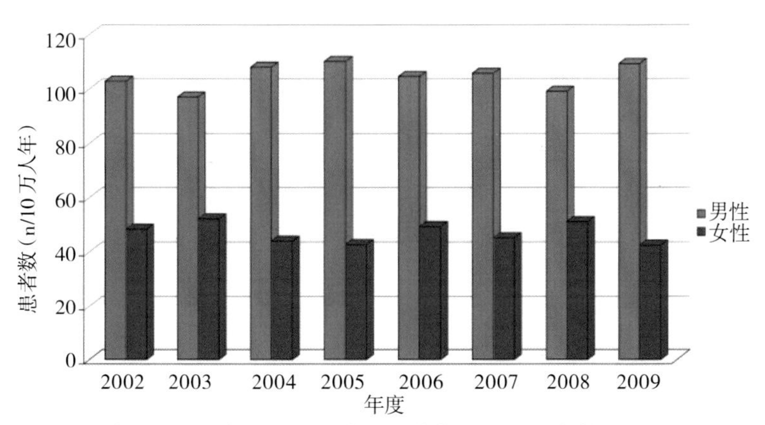

彩插 2　SCD 在不同性别中的发生状况（见正文第 004 页）

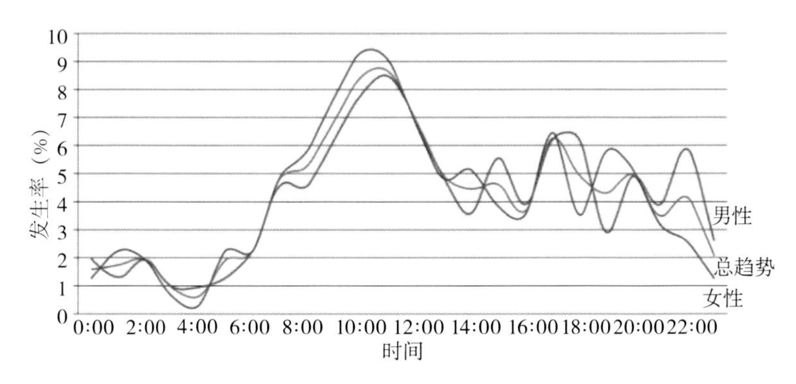

彩插 3　SCD 发生的昼夜节律（见正文第 004 页）

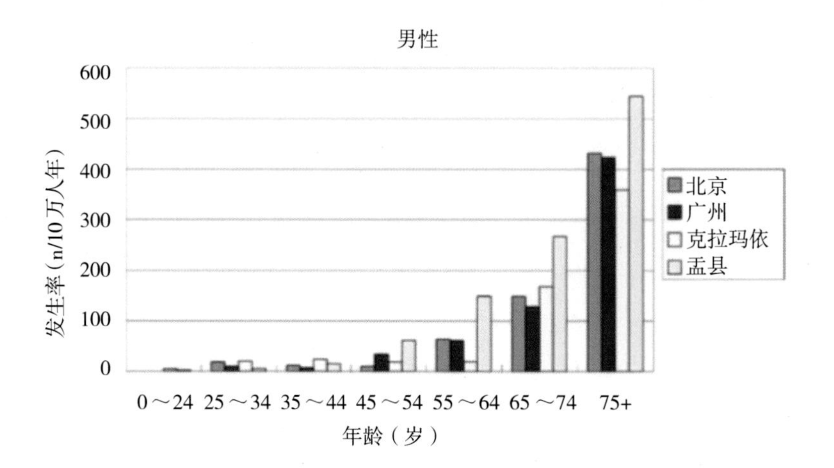

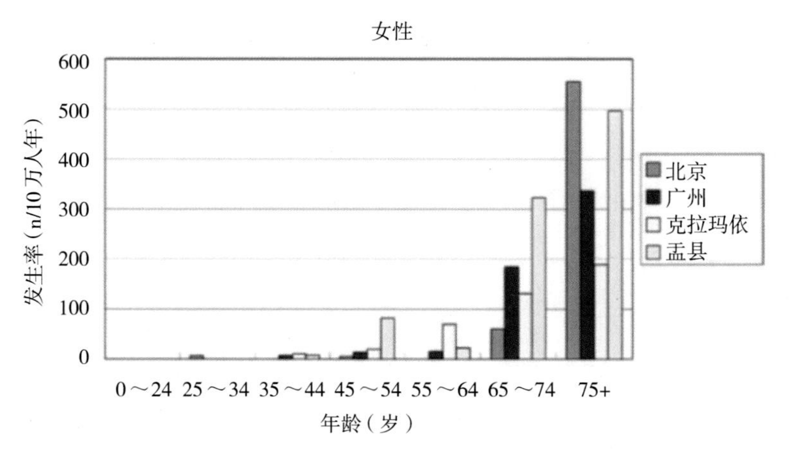

彩插4　4个地区不同年龄心脏性猝死年发生率（见正文第008页）

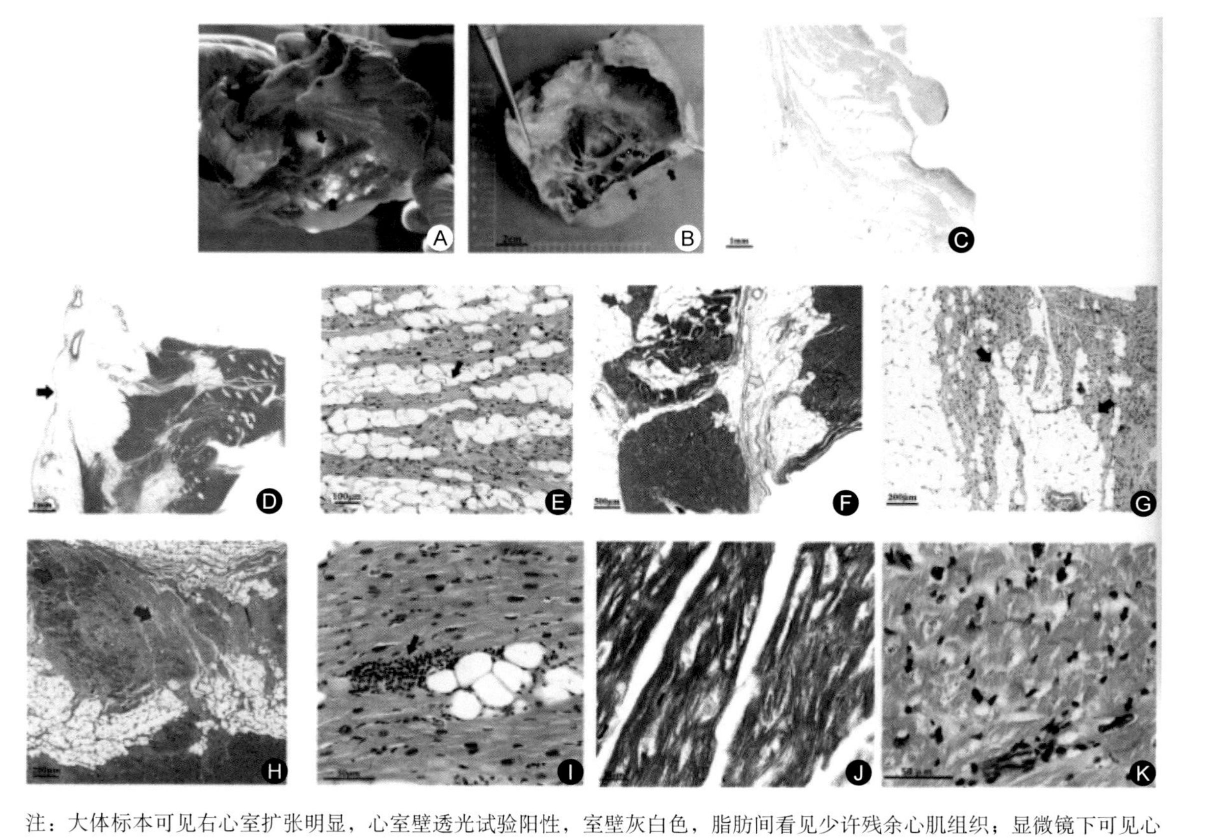

注：大体标本可见右心室扩张明显，心室壁透光试验阳性，室壁灰白色，脂肪间看见少许残余心肌组织；显微镜下可见心肌组织被纤维脂肪组织代替，分割包绕呈现出不同形态。

彩插 5　ARVC 病理学检查（见正文第 017 页）

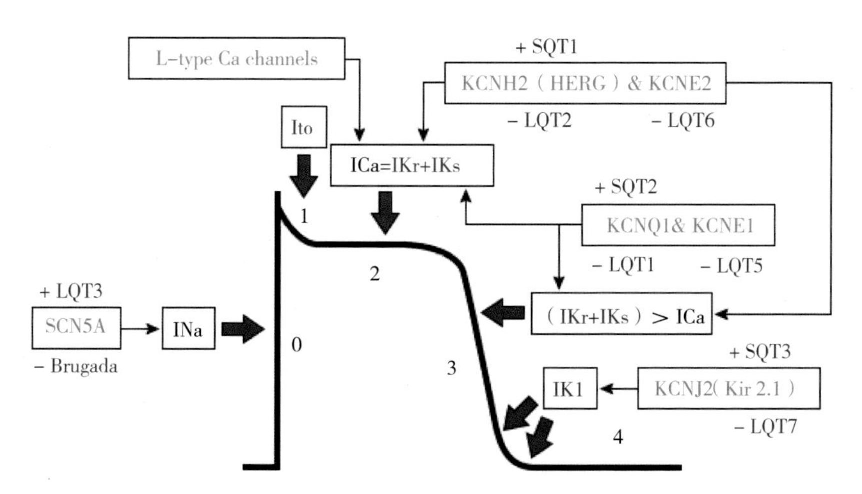

彩插 6　长 QT 综合征的分子机制（见正文第 029 页）

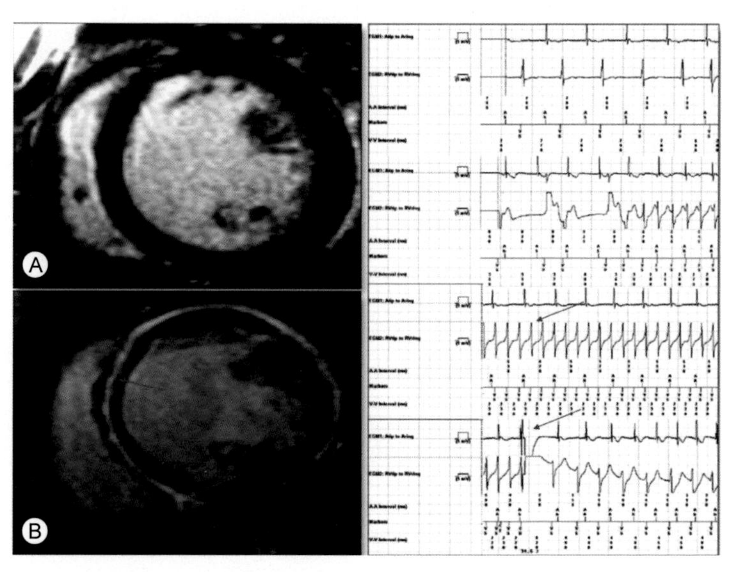

注：A：LGE (-)，ICD 程控无恶性心律失常事件发生；B：LGE (+)，ICD 程控显示有持续室速发作，给予 34Jshock 治疗。

彩插 7　核磁显示心脏短轴切面下 LGE 与非缺血性扩心病心律失常事件（见正文第 049 页）

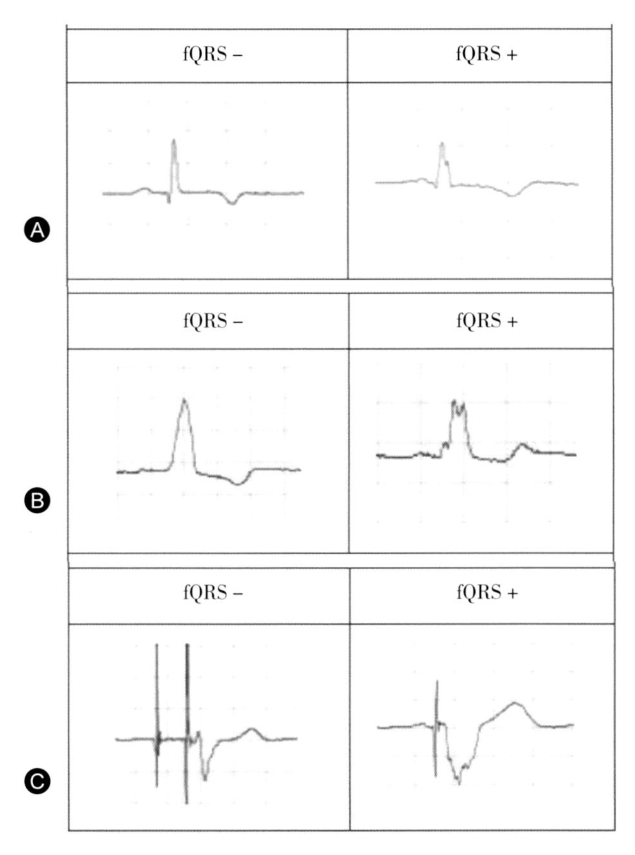

注：A：正常心室传导；B：完全性左束支；C：心脏起搏节律。

彩插 8　不同情况下正常 QRS 波与碎裂 QRS 波的对比（见正文第 058 页）

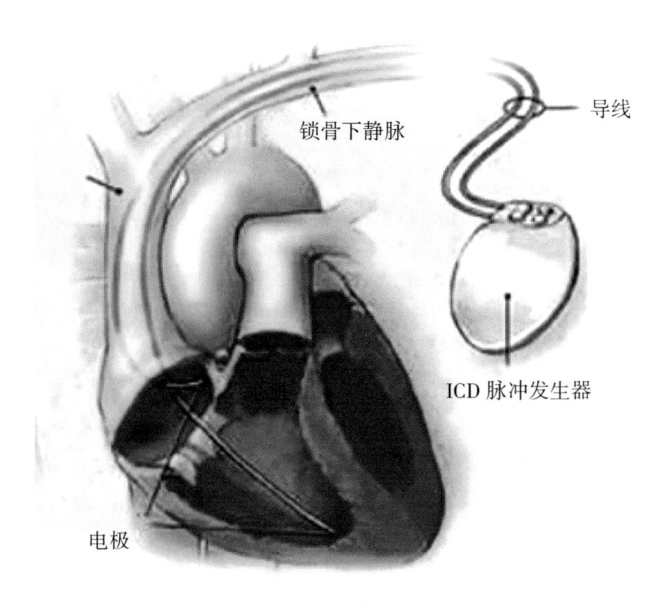

彩插 9　植入式心律转复除颤器系统（见正文第 102 页）

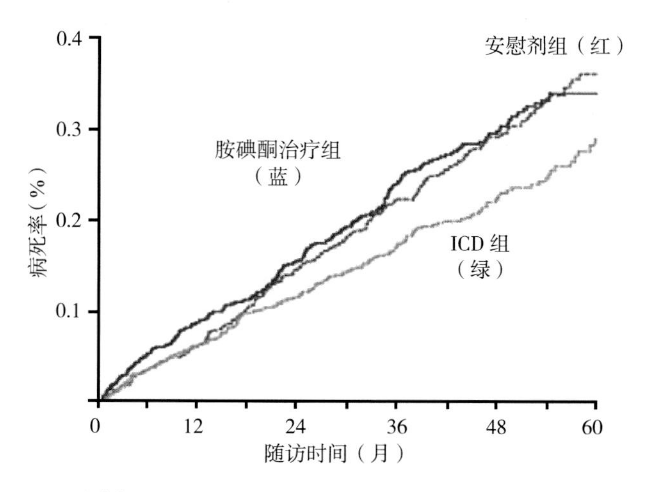

彩插 10　SCD-HeFT 研究结果（见正文第 143 页）

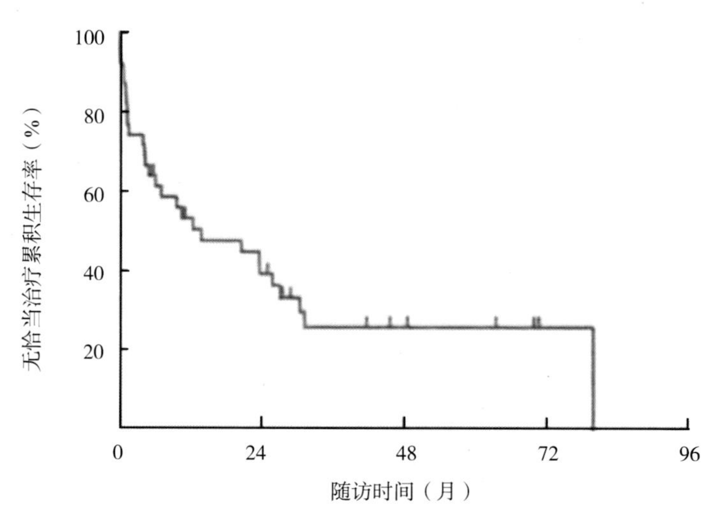

彩插 11　ARVC 患者无恰当治疗的累积生存率（见正文第 158 页）

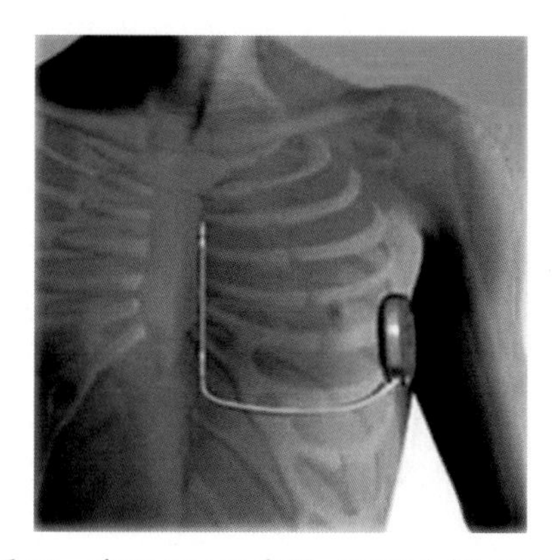

彩插 12　皮下 ICD 示意图（见正文第 163 页）

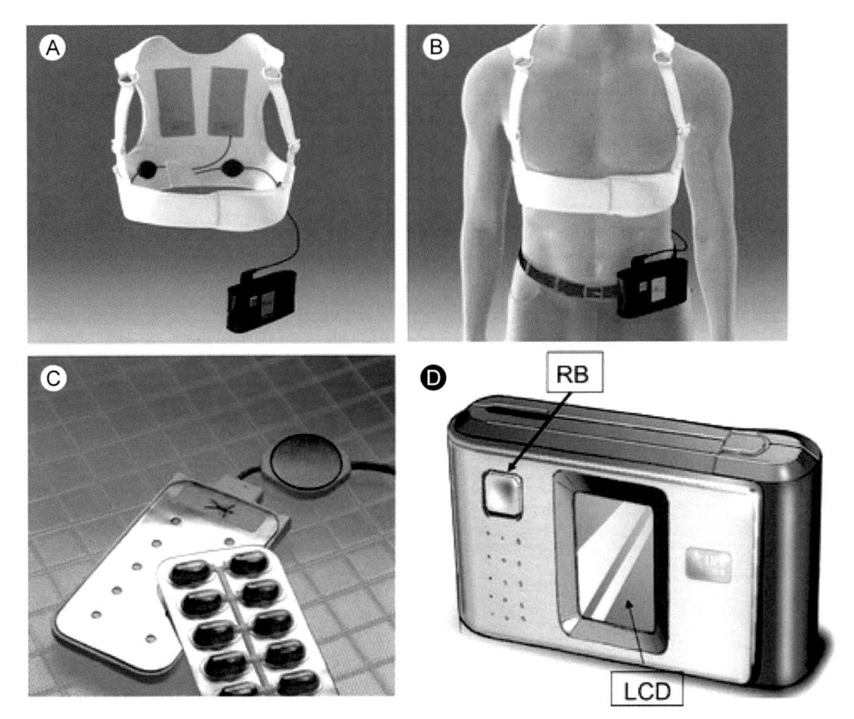

注：LifeVest® 4000 型可穿戴式除颤器。A：连接监测仪和除颤装置的背心。图片中可见的是背部的2 个除颤电极板和 4 个 ECG 电极中的 3 个。B：LifeVest® 4000 型可穿戴式除颤器有 1 个监测仪在腰部。C：每个除颤板上有 10 个自破型导电糊胶囊，图片中还能看到 1 个 ECG 监测片。D：LifeVest® 4000 型可穿戴式除颤器上有功能键和 ECG 显示屏。

彩插 13　可穿戴式除颤器（见正文第 169 页）

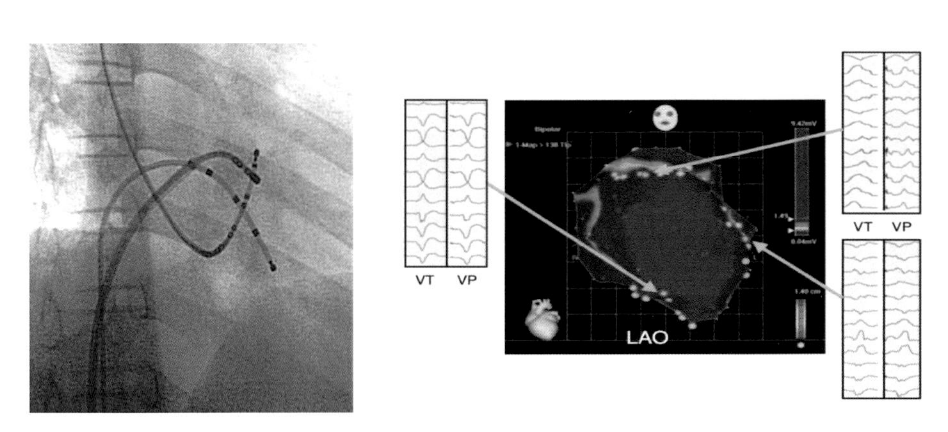

彩插 14　射频消融示意图（见正文第 192 页）